शोर्ट नोट्स ऑन मिडवाइफरी एण्ड न्यूबोर्न केयर

Geeta Parwanda (Ex Capt.)
M.Sc. (N), PGDHHM

Principal

Subharti Nursing College
Subharti University
Meerut

PEEPEE
PUBLISHERS AND DISTRIBUTORS (P) LTD.

शोर्ट नोट्स ऑन मिडवाइफरी एण्ड न्यूबोर्न केयर

Published by
Pawaninder P. Vij

Peepee Publishers and Distributors (P) Ltd.
Head Office: 160, Shakti Vihar, Pitam Pura, Delhi-110 034 (India)

Correspondence Address:

7/31, First Floor, Ansari Road, Daryaganj
New Delhi-110002 (India)

Ph: 65195868, 23246245, 9811156083

e-mail: peepee160@yahoo.co.in

e-mail: peepee160@rediffmail.com

e-mail: peepee160@gmail.com

www.peepeepub.com

First Edition: 2012

ISBN: 978-81-8445-117-7

Printed by :
BALAJI OFFSET PRINTERS, New Delhi-110035

भूमिका (Preface)

मुझे अपनी पुस्तक के हिन्दी संस्करण **"शोर्ट नोट्स ऑन मिडवाइफरी एण्ड न्यूबोर्न केयर"** को प्रस्तुत करने में बेहद संतुष्टि हो रही है । यह पुस्तक ए एन एम के नर्सिंग छात्र-छात्राओं को मिडवाइफरी और न्यूबोर्न केयर की पूरी जानकारी और रोचक तथ्यों व चित्रों को बहुत सुन्दर एवं संयोजित ढंग से प्रस्तुत किया गया है जिससे कि विद्यार्थियों को इस पुस्तक से सही एवं उचित मार्गदर्शन मिले। इस पुस्तक से विद्याथियों को आत्मविश्वास एवं अभ्यास से उनके उज्ज्वल भविष्य का मार्ग सहज और सरल होगा ।

पुस्तक के इस संस्करण में विषय वस्तु को सम्पूर्ण तौर पर बयान किया गया है। यह जहाँ एक ओर प्रसव तथा शिशु परिचर्या से संबंधी ज्ञान देगी वहीं दूसरी ओर एक मिडवाइफरी के अन्दर नई चेतना और ज्ञान के प्रकाशपुंज के साथ प्रत्येक परिस्थिति में जच्चा-बच्चा को अपनी नर्सिंग सेवाएं प्रदान कर सुयोग्य एवं कुशल परिचारिका बन सकने में सहायक होगी ।

मैं अपने आराध्य देव भगवान श्रीकृष्ण जी को धन्यवाद देती हूँ जिनकी कृपा दृष्टि से मैं यह पुस्तक पूर्ण करने में सफल रही हूँ ।

मैं अपने सहयोगियों, मित्रों और विद्यार्थियों का आभार व्यक्त करती हूँ जिन्होंने मेरा हौंसला बढाया है ।

प्रस्तुत पुस्तक को और अधिक बेहतर बनाने के लिये सभी सुझावों और शिकायतों को धन्यवाद सहित स्वीकार किया जायेगा ।

गीता परवन्दा (भूतपूर्व कैप्टन)
M.Sc. (N), PGDHHM

आभार प्रदर्शन (Acknowledgements)

सर्वे भवन्तु सुखिनः सर्वे सन्तु निरामयः ।
सर्वे भद्राणी पश्यन्तुः माँ कश्ति दुःख भाग भावेतः ।।

मैं **पी॰पी॰ पब्लिशर्स एण्ड डिस्ट्रीब्यूटर्स (प्रा॰) लि॰** का आभार व्यक्त करना चाहूँगी जिन्होंने मेरी अभिव्यक्ति को पुस्तक के रूप में संगृहित किया और नर्सिंग के विद्यार्थियों के लिए इस पुस्तक की रचना की ।

मैं अपने माता-पिता, पति और मेरे बेटे आदित्य, बेटी मुस्कान का आभार व्यक्त करती हूँ जिन्होंने मेरा हौंसला बढ़ाया ।

मैं कु॰ भारती और श्री दिनेश को कम्प्यूटर के कार्य के लिए आभार प्रकट करती हूँ।

गीता परवन्दा

विषय-सूची

इकाई 1

मादा जनन तन्त्र का अध्ययन

जननांग (Reproductive Organs)

स्त्री के जननांग

स्त्री के जननांगों को मुख्यतया निम्न दो भागों में विभाजित किया गया है :

1. बाह्य जननांग (External Genital Organs)
2. आन्तरिक जननांग (Internal Genital Organs)

1. बाह्य जननांग (External Genital Organs)

इनमें बाहर से दिखाई देने वाले अंग होते हैं जिन्हें सामूहिक रूप से भग (Vulva) कहते हैं :

1. जघन शैल (Mons pubis or Mons veneris)
2. बृहत् या बड़े भगोष्ठ (Labia majora)
3. लघु भगोष्ठ (Labia minora)
4. भगनासा या भगशिश्निका या क्लीटोरिस (Clitoris)
5. प्रघाण (Vestibule)
6. बर्थोलिन ग्रन्थियाँ (Bartholin glands)
7. बाह्य मूत्रमार्ग छिद्र (External urethral orifice)
8. योनि छिद्र (Vaginal orifice)
9. योनिच्छद या स्तीच्छद (Hymen)
10. पैरीनियम (Perineum)
11. ग्रेटर वेस्टीबुलर ग्लैंड्स (Greater vestibular glands)
12. प्रीप्यूस (Prepuce)

2. आन्तरिक जननांग (Internal Genital Organs)

यह शरीर के भीतर स्थित अंग होते हैं और बाहर दिखलाई नहीं पड़ते। इनमें निम्न चार अंग होते हैं :

1. योनि (Vagina)
2. गर्भाशय (Uterus)
3. डिम्बवाहिनियाँ (Fallopian or uterine tubes)
4. डिम्बग्रन्थियाँ (Ovaries)

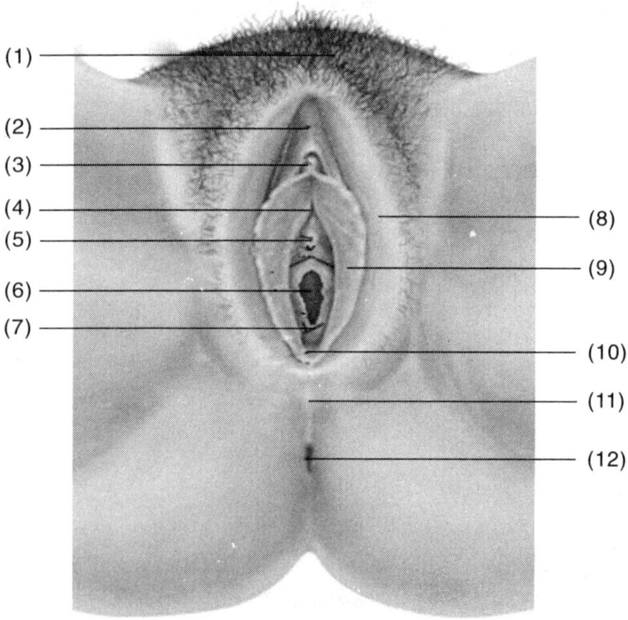

1. जघन शैल (मोन्स प्यूबिस), 2. प्रीप्यूस, 3. भगनासा या भगशिश्निका या क्लीटोरिस, 4. फ्रेनुलम, 5. बाह्य मूत्रमार्ग छिद्र, 6. योनि छिद्र, 7. योनिच्छद या स्तीच्छद (हायमन), 8. बृहत् या बड़े भगोष्ठ, 9. लघु भगोष्ठ, 10. प्रद्याण, 11. पैरीनियम, 12. मलद्वार

चित्र 1.1 : मादा जनन तन्त्र : बाह्य जननांग

1. बाह्य जननांग (External Genital Organs)

1. जघन शैल (Mons pubis or Mons veneris)

इसको माउंट ऑफ वीनस भी कहते हैं। यह फैट (Fat) गद्देदार भाग सिंफसिज प्यूबिस (Symphysis pubis) के ऊपर पाए जाते हैं। इस क्षेत्र में किशोरावस्था में बाल आने शुरू हो जाते हैं। इस स्थान पर बाल उगना यौवनारम्भ (Puberty) का चिह्न होता है।

2. बृहत् या बड़े भगोष्ठ (Labia majora)

यह एरियोलर टिशू की दोहरी तह से बना होता है जिस पर चमड़ी होती है। इसके बाहरी भाग पर प्यूबिक बाल होते हैं। ये लिप (होंठ) मोन्स प्यूबिक से शुरू होकर पैरीनियम तक फैले होते हैं। ये दो बड़ी तहों (Folds) से बने होते हैं। इनमें Sebacious glands पाए जाते हैं। पसीने की ग्रन्थियाँ भी होती हैं। ऊपर से मोन्स प्यूबिस (Mons pubis) से जुड़े होते हैं।

3. लघु भगोष्ठ (Labia minora)

ये दो पतली चमड़ी की तहों से बने होते हैं तथा बड़े होठों ग्रेटर लिप्स (Greater lips) अर्थात् लेबिया मेजोरा (Labia majora) के बीच पाए जाते हैं। सामने ऊपर से ये क्लीटोरिस (Clitoris) को ढकने के लिए अलग हो जाते हैं। जो हिस्सा क्लीटोरिस (Clitoris) के ऊपर आ जाता है, उसे प्रीप्यूस (Prepuce) कहते हैं तथा जो हिस्सा क्लीटोरिस (Clitoris) के नीचे आ जाता है उसे फ्रेनुलम (Frenulum) कहते हैं। पिछली तरफ से नीचे से आपस में होंठ जुड़ कर फारचीटे (Fourchette) मांसपेशियाँ कहलाते हैं।

4. भगनासा या भगशिश्निका या क्लीटोरिस (Clitoris)

यह बाह्य मूत्रमार्ग छिद्र से लगभग 1 इंच ऊपर मांस का एक छोटा-सा लगभग 1.5 सेमी लम्बा कुछ तिकोनी आकृति का उभार होता है। यह बहुत संवेदनशील एवं वाहिकीय (Vascular) होती है। स्त्रियों में यह कामोत्तेजना का प्रमुख केन्द्र होती है। यह बहुत अधिक संवेदनशील क्षेत्र है। यहाँ खून की सप्लाई भी ज्यादा होती है। यह लैंगिक चरमोत्त्कर्ष (Orgasm) के समय महत्त्वपूर्ण भूमिका अदा करता है।

5. प्रघ्राण (Vestibule)

यह लघु भगोष्ठों से घिरा 4 से 5 सेमी लम्बा तथा 2 सेमी चौड़ा त्रिकोणाकार क्षेत्र होता है जिसके अगले सिरे पर भगनासा स्थित रहती है। इसके पीछे फूर्शे होता है जो लघु भगोष्ठों का योनि से पीछे का भाग होता है। भगनासा प्रघ्राण की आगे की तथा फूर्शे पीछे की सीमा बनाते हैं। प्रसव के दौरान फूर्शे प्रायः विदीर्ण हो जाया करता है। प्रघ्राण में बाह्य मूत्रमार्ग छिद्र, योनि द्वार, बार्थोलिन ग्रन्थियों के द्वार तथा असंख्य श्लेष्मिक ग्रन्थियों के द्वार खुलते हैं।

6. बार्थोलिन ग्रन्थियाँ (Bartholin glands)

बृहत् भगोष्ठों के पश्चज भाग में दोनों ओर एक-एक लाल रंग की छोटी ग्रन्थि होती है जो योनि

की दीवारों में खुलती हैं। ये लेबिया मेजोरा की दीवारों के पिछली तरफ पाई जाती हैं। ये योनि के छेद को अंदर से गीला रखती हैं।

7. बाह्य मूत्रमार्ग छिद्र (External urethral orifice)

यह प्रघाण की मध्य रेखा में योनि छिद्र के ठीक सामने एवं क्लीटोरिस से 2.5 सेमी पीछे वाला छेद है। छेद के दोनों तरफ स्केनीज डक्टस (Skene's ducts) की दो बंद ट्यूबें यूरेथरा की दीवार की तरफ जाती हैं। इनकी लम्बाई 0.5 सेमी होती है।

8. योनि छिद्र (Vaginal orifice)

वैस्टीब्यूल के पिछली तरफ 2/3 हिस्सा योनि ने घेरा हुआ है। योनि Hymen नामक झिल्ली से आधी ढकी रहती है। योनि छिद्र एक 3–4 इंच लम्बी, टेढ़ी–मेढ़ी नली के ऊपर स्थित होता है। इस नली को योनि कहते हैं। योनि छिद्र थोड़ा अन्दर की ओर योनिच्छद या सतीच्छद से ढका होता है। इस छिद्र से होकर ही सहवास के समय लिंग योनि में प्रवेश करता है। मासिक रक्तस्राव भी इसी मार्ग से होता है तथा गर्भधारण हो जाने के 9 माह पश्चात् शिशु भी इसी मार्ग से बाहर आता है।

9. योनिच्छद या स्तीच्छद (Hymen)

यह एक पतली झिल्ली होती है जो योनि छिद्र के थोड़ा अन्दर की ओर योनि को ढके होती है। इसके बीच में एक छिद्र होता है जिससे होकर प्रति माह मासिक स्राव या आर्तव बाहर आता है। यह प्रथम सहवास में फट जाती है। पहले इसकी उपस्थिति कुमारित्व का प्रमाण मानी जाती थी, परन्तु अब यह बात गलत साबित हो गई है क्योंकि बिना सहवास के भी यह विदीर्ण हो सकती है, जैसे खेल–कूद, घोड़े की सवारी करके आदि के आघात से भी फट जाती है।

10. पैरीनियम (Perineum)

यह फारचीटे माँसपेशियों से शुरू होती है और 4 सेमी नीचे को एक त्रिकोणीय आकृति बनाती है। यह लेबिया माइनोरा के नीचे Anus तक होती है। यह Connective tissue, Muscular tissue तथा Fat से बनी होती है। यह 4 सेमी लंबी और 4 सेमी चौड़ी जगह है। कई बार डिलीवरी के समय इसमें कट (चीरा) लगाकर रास्ता खुला किया जाता है।

11. ग्रेटर वेस्टीबुलर ग्लैंड्स (Greater vestibular glands)

ये ग्लैंड्स लेबिया माइनोरा की दीवारों में पाई जाती हैं। दोनों तरफ एक–एक होती हैं। इनका साइज मटर के दाने जितना होता है। इनके मुँह (Ducts) वैस्टीब्यूल में खुलते हैं। ये ग्लैंडस म्यूकस (Mucus) पैदा करती हैं जो वल्वा (Vulva) को गीला रखता है।

12. प्रीप्यूस या शिश्नमुण्डच्छद (Prepuce)

यह शिश्नमुण्ड के आगे की त्वचा अथवा उसके ऊपर त्वचा तह होती है।

2. आन्तरिक जननांग (Internal Genital Organs)

ये शरीर के भीतर स्थित अंग होते हैं और बाहर से दिखलाई नहीं पड़ते। इनमें चार अंग होते हैं :

I. योनि (Vagina), II. गर्भाशय (Uterus), III. डिम्बवाहिनियाँ (Fallopian tubes or uterine tubes), IV. डिम्ब ग्रन्थियाँ (Ovaries)।

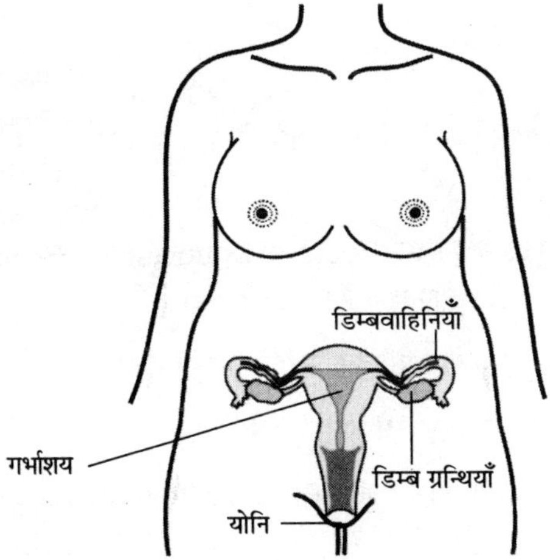

चित्र 1.2 : मादा जनन तन्त्र : आन्तरिक जननांग

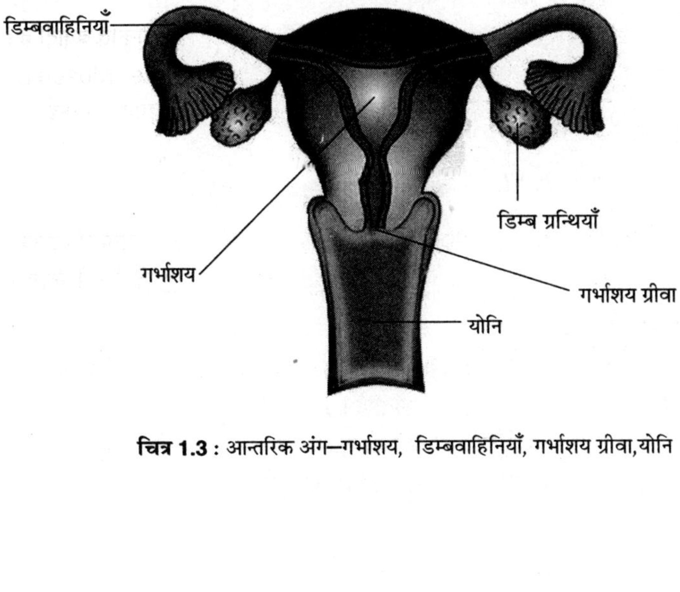

चित्र 1.3 : आन्तरिक अंग—गर्भाशय, डिम्बवाहिनियाँ, गर्भाशय ग्रीवा, योनि

I. योनि (Vagina)

यह एक चौड़ी ट्यूब की तरह है जो वैस्टीब्यूल से शुरू होकर सरविक्स (बच्चेदानी का मुँह) तक जाती है। पैल्विक ब्रिम के समानान्तर ऊपर को तथा पीछे को पैल्विस में जाती है। योनि से होकर मासिक स्राव बाहर निकलता है। सम्भोग के दौरान शिश्न योनि में प्रवेश करता है। प्रसव काल में शिशु भी इसी मार्ग से बाहर आता है।

सम्बन्धित अंग

सामने (Anteriorly)–इसके सामने पेशाब की थैली तथा पेशाब वाला मार्ग सामने दीवार के साथ पाया जाता है।

पीछे (Posteriorly)–पीछे पौच आफ डगलस (Pouch of Douglas) मलाशय एवं पैरीनियम (Rectum and Perineum body) पाए जाते हैं।

साइडों पर (Lateral)–ऊपरी 2/3 हिस्से में पैल्विक फ्लोर की मांसपेशियाँ हैं।

ऊपर (Superior)–योनि के ऊपर बच्चेदानी है।

नीचे (Inferior)–योनि के नीचे बाहरी प्रजनन अंग (External genitalia) पाए जाते हैं।

बनावट (Structure)

योनि की पिछली दीवार 10 सेमी तथा सामने वाली 7.5 सेमी लम्बी है। ऊपरी भाग में सरविक्स सीधा इसमें लटकता है योनि के ऊपर वाले भाग को वाल्ट कहते हैं। जहाँ सरविक्स (Cervix) वाल्ट में लटकता है उसके चारों तरफ जो जगह बचती है उसे आर्चिज (Arches) या फोरनिक्स (Fornix) कहते हैं।

1. सामने (एंटीरियर फोरनिक्स) (Anterior fornix)
2. पीछे (पोस्टीरियर फोरनिक्स) (Posterior fornix)
3. साइडों से (लेटरल फोरनिक्स) (Lateral fornix)

पोस्टीरियर फोरनिक्स बाकियों से बड़ा है क्योंकि पीछे से योनि बच्चेदानी से सामने की बजाय थोड़ा ऊपर से जाकर जुड़ती है। योनि की दीवारें हल्के गुलाबी रंग की होती हैं। ये अंदर से तहों में पायी जाती हैं। इन तहों को रुगे (Rugae) कहते हैं। इनके कारण योनि की अंदरूनी दीवार प्रसव के समय फैलकर ज्यादा जगह बना लेती है। अन्दरूनी झिल्ली स्कूमस एपीथीलियल सैलों से बनी होती है। इसके नीचे कलैक्टिव तथा वास्कुलर टिशू पाए जाते हैं। दूसरी तह मोटी मांसपेशियों की होती है जिसका आंतरिक भाग फाइबर का होता है तथा बाहरी मजबूत भाग

समानांतर मांसपेशियों का बना होता है। योनि के आस-पास इलास्टिक फेशिया पाई जाती है। यह कनैक्टिव टिशू (Connective tissue) की बनी होती है।

योनि में कोई ग्लैंड नहीं होती बल्कि बार्थोलन ग्लैंड की डक्टस इसमें खुलती हैं जो इसे नमीयुक्त रखती हैं। कुछ स्राव म्यूक्स (Mucus) सरविक्स से निकलता है जो योनि को गीला रखता है। योनि का आंतरिक वातावरण हल्का तेजाबी है जो लैक्टिक एसिड (Lactic acid) के कारण होता है । योनि की आंतरिक स्कूमस एपीथीलीयल दीवार में ग्लाइकोजन पर डोडरलिन नाम के बेसीलाई (Doderlin bacilli) की क्रिया से पैदा होता है।

योनि भित्ति निम्न चार परतों से मिलकर बनती है :

(क) श्लेष्मिक कला (Mucous membrane)

यह पतली झिल्ली की सबसे भीतर की परत होती है जिसकी कोशिकाओं में ग्लाइकोजन भरा होता है। योनि में प्राकृत रूप से पाए जाने वाले डोडरलिन नामक जीवाणुओं द्वारा लैक्टिक एसिड में परिवर्तित होता रहता है जिससे योनि स्राव के अम्लीय हो जाने के परिणामस्वरूप आन्तरिक संक्रमण होने की संभावना नहीं रहती।

(ख) अवश्लेष्मिक परत (Submucous layer)

श्लेष्मिक कला के बाद जो परत होती है उसे अवश्लेष्मिक परत कहते हैं। इनमें लचीले तन्तुओं का जाल बिछा होता है इसी के कारण योनि बहुत फैल एवं सिकुड़ सकती है।

(ग) पेशीय परत (Muscular layer)

अवश्लेष्मिक परत से अगली परत माँसपेशियों की बनी होती है जो योनि को उसका आकार प्रदान करती है।

(घ) बाह्य तन्तु आवरण (Outer fibrous covering)

यह सबसे बाहर का संयोजी ऊतक का बना आवरण होता है जो योनि को उसके आस-पास की रचनाओं से जोड़ता है। इसमें धमनियाँ, शिराएँ तथा तन्त्रिकाएँ होती हैं।

खून सप्लाई (Blood supply): योनि को खून धमनी जो इंटरनल इलियक आरटरी की शाखा है सप्लाई करती है। गंदा खून उपर्युक्त शिराओं के माध्यम से बहता है।

लसिका बहाव (Lymphatic drainage): लसिका इंगुनियल (Inguinal) तथा सेक्रल ग्लैंड द्वारा होता है। यह नाड़ी संचार ली फ्रैंकनहशर (Lee-Frankenhauser) प्लैक्स द्वारा होता है।

कार्य–यह सैक्स संबंधों का एक रास्ता है जो शुक्राणु को ग्रहण करके बच्चेदानी की तरफ भेजता है। यह मासिक धर्म के रक्त स्राव तथा बच्चे के जन्म के समय बाहर आने का द्वार है।

II. बच्चेदानी (Uterus)

यह गर्भ के दौरान फीटस को रहने के लिए सहारा तथा जगह देती है। पूरे समय के बाद उसे बाहर धकेलने में सहायता करती है। प्यूबरटी से लेकर मिनोपोज (Menopause) तक हर महीने माहवारी के लिए तैयार होती है। ओवम पैदा होने के बाद इसमें आता है।

स्थिति (Position)

यह असली पैल्विस के खोल या कैविटी (Cavity) में पड़ा होता है। इसके आगे पेशाब वाली थैली तथा पीछे मलाशय होता है। यह आगे को झुका हुआ तथा मुड़ा हुआ एंटीवरटेड (Anteverted) होता है। जब औरत सीधा खड़ी होती है तो फंडस (Fundus) ऊपरी भाग लगभग पेशाब वाली थैली के ऊपर समानांतर (होरीजंटल) पड़ा होता है।

सम्बन्धित अंग (Relations with Associated Organs)

- सामने (Anterior)
- पीछे (Posterior)
- साइडों से (Lateral)
- ऊपर (Superior)
- नीचे (Inferior)

सामने (Anterior)–पेशाब वाली थैली तथा यूटरोवैसीकल पाऊच (Uterovesical pouch) होता है।

पीछे (Posterior)–पीछे रैक्टोयूटाराइन पाउच आफ डगलस (Rectouterine Pouch of Douglas) तथा रैक्टम होता है।

साइडों से (Lateral)–बच्चेदानी के साइडों पर चौड़े लिगामेंट (Broad ligament) तथा फैलोपियन ट्यूब (Fallopian tubes) पाई जाती हैं।

ऊपर (Superior)–आंतड़ियाँ (Intestine) होती हैं।

नीचे (Inferior)–योनि (Vagina) होती है।

गर्भाशय के निम्न तीन भाग होते हैं :

***(क) गर्भाशय शरीर (Body or corpus of the uterus)*–**यह गर्भाशय का ऊपरी लगभग दो तिहाई भाग होता है। यह गर्भाशय का सबसे बड़ा और इस्थमस से ऊपर का सम्पूर्ण भाग होता है। इसमें ऊपर दोनों ओर एक-एक नली आकर खुलती हैं। इन नलियों को डिम्बवाहिनियाँ (Fallopian or uterine tubes) कहते हैं। दोनों ओर की डिम्बवाहिनियों के गर्भाशय में खुलने वाले दो छिद्रों को मिलाने वाली रेखा के ऊपर वाले गुम्बद के आकार के गर्भाशय के भाग को फण्डस (Fundus) कहते हैं। गर्भाशय में उसकी अग्रज एवं पश्चज भित्तियों के बीच तिकोना स्थान गर्भाशय गुहा (Uterine cavity) होता है जिसका आधार सबसे ऊपर होता है।

***(ख) इस्थमस*–**गर्भाशय का गर्भाशय शरीर एवं गर्भाशयग्रीवा के बीच का तंग भाग इस्थमस कहलाता है जो लगभग 1/2 सेमी चौड़ा और 2.5 सेमी लम्बा होता है। गर्भावस्था में यह बढ़कर गर्भाशय खण्ड बनाता है। इसके नीचे गर्भाशयग्रीवा का अन्तर्मुख (Internal os) रहता है।

***(ग) गर्भाशयग्रीवा (Cervix)*–**गर्भाशय का इस्थमस से नीचे का सम्पूर्ण भाग गर्भाशयग्रीवा या सर्विक्स कहलाता है जिसका कुछ भाग योनि में निकला रहता है। योनि में खुलने वाले इस मुख को बर्हिमुख (External os) कहते हैं। गर्भाशयग्रीवा के योनि से ऊपर रहने वाले बड़े भाग को योनि उपरि भाग (Supravaginal portion) तथा नीचे योनि में रहने वाले भाग को योनिक भाग (Vaginal portion) कहते हैं। अन्तर्मुख तथा बर्हिमुख के बीच का भाग गर्भाशयग्रीवा (Cervical canal) कहलाता है।

स्त्री रोगों जैसे मासिक धर्म से सम्बन्धित रोगों का ज्ञान प्राप्त करना आवश्यक है।

गर्भाशय की प्राचीर निम्न तीन परतों से मिलकर बनी होती है :

(i) ***पैरीमीट्रियम*–**यह गर्भाशय की सबसे बाहर की परत होती है। यह पैरीटोनियम का फैलाव होती है जो गर्भाशय को आच्छादित करता है, परंतु यह परत सम्पूर्ण गर्भाशय को आच्छादित नहीं करती बल्कि गर्भाशय के दोनों ओर तथा पट्टी सी छूट जाती है, जहाँ से पैरीटोनियम मूत्राशय के ऊपर को पलट जाती है।

(ii) ***मायोमीट्रियम*–**यह पैरीमीट्रियम तथा एण्डोमीट्रियम के बीच लगभग 2 सेमी मोटी अनैच्छिक पेशी की परत होती है। गर्भाशय की तीनों परतों में यही सबसे अधिक मोटी होती है। इसी के लचीलेपन के कारण गर्भाशय गर्भावस्था के अन्तिम दिनों में अपने आकार से 24 गुना तक बढ़ जाता है।

(iii) ***एण्डोमीट्रियम*–**यह गर्भाशय की सबसे अन्दर की 2-3 मिमी मोटी परत होती है जिसमें बहुत सी ग्रन्थियाँ होती हैं। यह मजबूती के साथ मायोमीट्रियम से जुड़ी होती हैं। सम्पूर्ण

मासिक-चक्र (Menstrual cycle) के दौरान इसकी मोटाई परिवर्तित होती रहती हैं मासिक धर्म से पूर्व के पखवाड़े में यह मोटी हो जाती है और मासिक धर्म के समय इसके ऊपरी भाग का परिमलन (Necrosis) हो जाता है और यह झड़कर रक्तस्राव के साथ बाहर निकल जाता है। एण्डोमीट्रियम का केवल आधारी भाग (Basal part) लगा रह जाता है इसमें कोई परिवर्तन नहीं होता बल्कि यह एक आधार उपलब्ध करता है जिससे ऊपरी परतें पुनः उत्पन्न हो जाती हैं। योनि से मासिक रक्तस्राव का होना गर्भाशय के आंसू बहना कहलाता है। गर्भाशयग्रीवा की एण्डोमीट्रियम पर आर्तव-चक्र के हार्मोन उद्दीपनों का इतना प्रभाव नहीं पड़ता।

III. डिम्बवाहिनियाँ (Fallopian Tubes)

फैलोपियन ट्यूबें ओवम को बच्चेदानी की तरफ भेजती हैं। पुरुषों के शुक्राणुओं को प्राप्त करके मेल फर्टिलाइजेशन (Fertilization) के लिए जगह देती हैं तथा फर्टिलाइज्ड ओवम को बच्चेदानी में पहुँचने तक भोजन भी देती हैं।

ये बच्चेदानी की साइडों कोरुना के निकट से शुरू होकर पैल्विस की साइडों की दीवारों तक जाती हैं तथा ओवरी के ऊपर एक चाप की तरह फैली होती हैं। उंगलियों जैसे आखिरी सिरे ओवरी के नीचे तक फैले होते हैं ताकि ओवरी में से निकले ओवम को प्राप्त कर सकें।

सम्बन्ध (Relation)

सामने (Anterior), पीछे (Posterior) तथा (Superior) पेरीटोनियल केविटी तथा आंतड़ियाँ साइडों पर (Lateral), ब्रोड लिगामैंट (Broad ligament) तथा अंडकोष (Ovary), मध्य (Medial) बच्चेदानी दोनों ट्यूबों के बीच पड़ी है।

बनावट (Structure)

हर एक ट्यूब लगभग 10 सेमी लम्बी है। ट्यूब अंदर से खाली है ताकि ओवम आसानी से इनमें से गुजर सके। इनका एक सिरा बच्चेदानी में खुलता है और दूसरा पैरीटोनियल केविटी में जाकर खुलता है। फैलोपियन ट्यूब के चार हिस्से होते हैं :

(क) *इंटरस्टीशियल पोरशन (Interstitial portion)*

यह वह हिस्सा है जो बच्चेदानी की दीवार में ट्यूब का भाग है। इसकी नाली ल्यूमन (Lumen) 1 मिमी चौड़ा तथा 1.25 सेमी लम्बा है।

(ख) *इस्थमस (Isthmus)*

ट्यूब का एक और तंग हिस्सा इंटरस्टीशियल से आगे है। यह बच्चेदानी से 2.5 सेमी तक लम्बा है। इसका रास्ता सुई की नोक से भी बारीक है।

(ग) *एम्पूला (Ampulla)*

यह ट्यूबों का सबसे चौड़ा भाग है। इसी भाग में ओवम तथा स्पर्म का मेल फर्टीलाइजेशन (Fertilization) होता है। यह 5 सेमी लम्बा है।

(घ) *इन्फंडीबुलम (Infundibulum)*

यह हथेली की आकृति वाला कीप जैसा चौड़ा भाग है जिस पर उंगलियाँ जैसी बनी होती हैं जिन्हें फिंबरिया कहते हैं। एक फिंबरिया बाकी सबसे ज्यादा लम्बी होती है तथा ओवरी से नीचे जाती है। इसे ओवेरियन फिंबरिया (Ovarian fimbriae) कहते हैं।

ट्यूबों की दीवारों की बनावट-ट्यूबों की आंतरिक दीवार सीलीएटड एपीथीलियल तथा क्यूबिकल एपीथीलियम की बनी होती हैं। यह अस्त-व्यस्त तहों में पड़ी हैं। अंदरूनी सीलियां ओवम को ट्यूबों में आगे चलने में सहायक होते हैं। इसकी तह में गोबलैट (Goblet) मस्कुलर सैल भी पाए जाते हैं। यह दोहरे सैलों में बनी होती हैं और अंदर गोलाईदार तह तथा ऊपरी लम्बात्मक स्मूथ मांसपेशियों (Smooth muscles) की बनी होती हैं। मस्कुलर मैंबरेन तथा म्यूकस मैंबरेन (Mucous membrane) के बीच वास्कुलर कनेक्टिव टिशू (Vascular connective tissue) की तह पाई जाती है। मस्कुलर तह पैरीस्टालटिक मूवमैंट (Peristaltic movement) में सहायक होती है। ट्यूबें बाहर से पैरीटोनियम से ढकी होती हैं।

गर्भाशय को सहारा (Uterus Support)

Uterus को अपनी जगह ऊपर रखने के लिए निम्नलिखित चीजें मदद करती हैं। Uterus के अगले वाले Organs, Pelvic floor के Muscles तथा Ligaments। ये Ligaments निम्नलिखित हैं :

1. ब्रोड लिगामैंट (Broad ligaments)

ये गिनती में दो होते हैं। यह पैरीटोनियम की तह से मिलकर बनते हैं और यूटरस (Uterus) की ट्यूबें दोनों तरफ नीचे को लटकती हैं तथा पैल्विक की साइडों से जाकर जुड़ जाते हैं।

2. राउंड लिगामैंट (Round ligaments)

ये भी दो होते हैं। ये यूटरस (Uterus) की बॉडी से जुड़े होते हैं और नीचे जाकर लेबिया मेजोरा (Labia majora) से जुड़ जाते हैं।

3. ट्रांसवर्स सरवाइकल लिगामैंट (Transverse cervical ligaments)

ये सरविक्स की पिछली तथा ऊपरी दीवार से लेकर पिछली तरफ जाते हैं और सेक्रल (Sacral) से जुड़ जाते हैं।

खून की सप्लाई (Blood supply): यूटराइन तथा ओवरियन आरटरी द्वारा साफ खून तथा ओवरियन यूटाराइन शिरा द्वारा गंदा खून बहता है।

लसीका बहाव (Lymphatic drainage): लंबर ग्लैंड्स (Lumbar glands) द्वारा लसीका बहता है।

नाड़ी संचार (Nerve supply): ओवरियन प्लैक्सिज नाड़ी संवेदना देता है।

IV. अंडकोष (Ovaries)

यह औरत की जननांग ग्लैंड हैं। साधारण औरत में 15 से 45 साल की उम्र तक हर महीने अंडकोष में से एक अंडा निकलता है। यह क्रिया परोलिफिरेटिव अवस्था के आखिर में होती है जिसे ओव्यूलेशन (Ovulation) कहते हैं। अगली माहवारी आने से लगभग 14 दिन पहले होती है। डिंब वाहक के भाग ओवम को पकड़ कर बच्चेदानी की तरफ भेजते हैं। अंडे में खुद चलने की ताकत नहीं होती। ट्यूब के सिलिया (Cilia) अंडे को बच्चेदानी की ओर ले जाते हैं। अंडकोष अंडा (Ovum) पैदा करते हैं। इसके अलावा दो महत्त्वपूर्ण हार्मोन इस्ट्रोजन (Oestrogen) तथा प्रोजैस्ट्रोन (Progestrone) पैदा करते हैं।

अंडकोष का स्थान (Position)

पैरीटोनियल कैविटी में राउंड लिगामैंट के पीछे जुड़ी होती है।

संबंध (Relation)

- ***सामने (Anterior)***–ब्रोड लिगामैंट।
- ***पीछे (Posterior)***–आंतड़ियाँ।
- ***साइडों से (Lateral)***–इनफंडीबुलो पैल्विक लिगामैंट तथा पैल्विस की साइडों की दीवारें।
- ***ऊपर (Superior)***–फैलोपियन ट्यूबें।
- ***मध्य (Middle)***–गर्भाशय तथा ओवेरियन लिगामैंट।

सहारा (Support)

ओवरी भाग अंडकोष ब्रोड लिगामैंट से जुड़ी हुई है परन्तु बीच में ओवेरियन लिगामैंट और साइडों पर इनफंडीबुलो पैल्विक लिगामैंट सहारा देते हैं।

बनावट (Structure)

यह ओवल आकार की 3 × 2.5 × 1.5 सेमी आकार की होती है। इसे लम्बात्मक सैक्शन में काटने से पता लगता है कि इसकी बाहरी दीवार जर्मिनल एपीथीलियल (Germinal epithelial) सैलों की बनी होती है। अंदरूनी भाग दो हिस्सों में बंटा हुआ है: बाहरी मैडुला तथा आंतरिक कोरटैक्स (Medulla and Cortex)।

(क) ***मैडुला (Medulla)***–यह एक सहयोगी भाग है जो फाइबर टिशू का बना होता है। इसमें खून, लसिका तथा नाड़ी संचार वाहिनियाँ पाई जाती हैं। वह भाग, जहाँ रक्त धमनियाँ, शिराएँ, लसिका, वाहिनियाँ तथा नाड़ियाँ अंडकोष में अंदर जाती तथा बाहर आती हैं, को हाईलम कहते हैं। ओवरी या अंडकोष जहाँ ब्रोड लिगामैंट से जुड़ती है, हाइलम (Hylum) उसके नजदीक पाई जाती है।

(ख) ***कोरटैक्स (Cortex)***–यह अंडकोष का कमाऊ भाग है। इसमें ओवेरियन फोलिकल (Ovarian follicle) अलग-अलग स्थितियों में पाए जाते हैं जो स्ट्रोमा (Stroma) से घिरे रहते हैं। इसमें जन्म के समय लगभग 200,000 कच्चे फोलिकल पाए जाते हैं। इनमें से कुछ सिस्ट (Cyst) बन जाते हैं जिनको ग्राफियन फोलिकल्ज (Grafian follicles) कहते हैं। प्यूबरटी से लेकर मीनोपाज (Menopause) तक फोलिकल्ज बढ़ते हैं तथा उनमें से एक हर महीने बड़ा होता है। इसके ऊपर जर्मिनल एपीथीलियस है जो कि पैरिटोनियम की ही सुधरी हुई कड़ी है।

खून की सप्लाई (Blood supply): साफ खून ओवेरियन आरटरी तथा गंदा खून ओवेरियन शिरा द्वारा बहता है। दाईं ओवेरियन शिरा सीधा इन्फीरियर वीना कावा में जाकर मिलती है जबकि बाईं ओवेरियन शिरा रीनल शिरा से।

लसिका बहाव (Lymphatic drainage): कमर की ग्लैंड (Lumbar glands) द्वारा लसीका बहता है।

नाड़ी संचार (Nerve supply): नाड़ी संचार ओवेरियन प्लैक्सिज द्वारा होता है।

पुरुष जननांग

पुरुष जननांगों को मुख्यत: निम्न दो भागों में विभाजित किया गया है :

I. बाह्य जननांग (External genital organs)

II. आन्तरिक जननांग (Internal genital organs)

I. बाह्य जननांग (External Genital Organs)

यह बाहर दिखाई देने वाले दो अंग होते हैं :

1. शिश्न या लिंग (Penis)
2. वृषण या अण्डकोष (Scrotum)

1. शिश्न या लिंग (Penis)

यह बाहरी अंग है जिसमें यूरेथरा पाया जाता है। यूरेथरा (पेशाब) तथा शुक्राणु (सीमन) (Semen) वाला तरल पदार्थ दोनों का सांझा रास्ता है। संभोग के समय यह अकड़ (Erection during excitement) जाता है ताकि योनि के अंदर दाखिल हो सके। इस तरह सीमन का निकास सरविक्स (बच्चेदानी का मुँह) के पास होता है।

स्थान (Position)

इसकी जड़ पैरीनियम से जुड़ती है जहाँ यह सिंफसिज प्यूबनम से नीचे स्क्रोटम से ऊपर लटकता है।

बनावट (Structure)

इरैक्टाइल टिशुओं के बने होते हैं। लिंग इरैक्टाइल टिशुओं की मीनारों से मिलकर बनता है। तीन किस्म के मीनार बनावट में दिखाई देते हैं। साइडों के दो मीनार (दोनों ओर एक-एक) कारपोरा कवरनोसा टिशू के बने होते हैं। सामने भी कवरनोसा की ही मीनार है। पिछला मीनार कारपस स्पोंजियोसम (Corpus spongiosum) का बना हुआ है। इसका शिखर फैला हुआ है जो लिंग का शिखर (Glans penis) बनाता है। लिंग का निचला दो-तिहाई हिस्सा चमड़ी से ढका रहता है। आखिर में जाकर चमड़ी दोहरी होकर अपने ऊपर मुड़ जाती है। इस तरह ग्लांस पेनिस (Glans Penis) और प्रीप्यूस (Prepuce) बनाता है, जो इधर-उधर खिसक (Move) सकता है। इरैक्शन के समय लिंग का रक्त संचार बहुत अधिक बढ़ जाता है।

2. वृषण या अण्डकोष (Scrotum)

यह एक थैला है जिसमें टैस्टीज या पुरुष के अण्डकोष पाए जाते हैं। यह शरीर से बाहर लटका रहता है। यह सिंफसिज प्यूबिस (Symphysis pubis) से नीचे दोनों जांघों के बीच लिंग के नीचे की जगह पर होता है।

बनावट (Structure)

यह दानेदार (Pigmented) चमड़ी का बना होता है। इसके दो खाने होते हैं। दोनों खानों में एक-एक टैस्टीज (Testes) या आदमी का अण्डकोष पाया जाता है।

II. आन्तरिक जननांग (Internal Genital Organs)

यह बाहर से दिखाई न देने वाले 8 अंग होते हैं :

1. शुक्रग्रन्थियाँ (Testes)
2. इपिडीडायमिस (Epididymis)
3. वृषण रज्जु (Spermatic cord)
4. शुक्रवाहिनियाँ (Vas deferens)
5. शुक्राशय (Seminal vesicles)
6. स्खलनीय या निक्षेपणी वाहिनियाँ (Ejaculatory ducts)
7. प्रोस्टेट ग्रन्थि (Prostate gland)
8. काउपर ग्रन्थियाँ (Cowper's gland)

1. शुक्रग्रन्थियाँ (Testes)

ये पुरुष के सैक्स ग्लैंड्स (Sex glands) हैं जो शुक्राणु (Spermatozoa) एक पुरुष का अण्डा तथा टैस्टोस्टीरोन (Testosterone) हार्मोन पैदा करती है। टैस्टीस्टरोन दूसरी सैक्स विलक्षणताओं में हिस्सा लेते हैं, जैसे दाढ़ी, मूंछें तथा बगलों व बाहरी जननांगों पर बालों का आना, आवाज का बदलना आदि के लिए यह जिम्मेदार है। इसके अलावा यह हार्मोन फोलिकल स्टीमूलेटिंग (Follicle stimulating) हार्मोन से मिलकर स्पर्म (पुरुष के शुक्राणु) पैदा करता है।

स्थान (Position)–अण्डकोष पतालु थैली में पाए जाते हैं। इनके ठीक काम करने के लिए टैस्टिया को शारीरिक तापमान से कम तापमान पर रखना जरूरी है। इस कारण प्रकृति की तरफ से बाहर थैले में पाए जाते हैं।

बनावट (Structure)–हरेक अण्डकोष लगभग 4.5 सेमी चौड़ा और 3 सेमी मोटा होता है। इसकी बाहरी दीवार तीन तहों की बनी होती है :

- ***ट्यूनिका वास्कुलोसा (Tunica vasculosa)***–यह आंतरिक तह है जो जोडक टिशू (Connective) की बनी होती है।
- ***ट्यूनिका एल्बूजीनिया (Tunica albuginea)***–यह फाइबर टिशू की बनी होती है जो अंदर तक जाती है तथा टैस्टीज को 200 से 300 खंडों (Lobes) में बाँटती है।

- ***ट्यूनिका वैजीनेलिस (Tunica vaginalis)***-यह बाहरी तह है जो पैरीटोनियम की बनी हुई है। यह टैस्टीज के पतालुओं में उतरने के समय कमर में से साथ ही पतालु में आ जाती है।

- ***सैमीनीफेरस ट्यूबल (Seminiferous tubules या Seed carrying tubules)***-इन्हें अण्डा बनाने वाली नालियाँ भी कहते हैं। इसमें स्पर्म पैदा होता है। हरेक खंड (Lobe) में लगभग 2 से 3 ऐसी नालियाँ होती हैं। ट्यूबों के बीच इंटरस्टीशियल सैल पाए जाते हैं जो हार्मोन टैस्टोस्टीरोन (Testosterone) पैदा करते हैं। ट्यूबें आपस में जुड़कर नालियों का एक समूह बनाती हैं जो एपीडिडायमिस में खुलती हैं।

शुक्राणु (Spermatozoa)-यौवनारम्भ (Puberty) के आ जाने पर पुरुष की शुक्रग्रन्थियों में शुक्राणु उत्पन्न होना आरम्भ हो जाते हैं और जीवन भर इनका उत्पादन होता रहता है। पुरुष हार्मोन टैस्टोस्टेरोन इनके उत्पादन में सहायक होता है। पुरुष के एक बार में स्खलित (4.5 मिली) वीर्य में लगभग 40 करोड़ शुक्राणु (Spermatozoa) होते हैं जिनमें से केवल एक ही शुक्राणु जो सबसे अधिक शक्तिशाली या समर्थ होता है स्त्री के डिम्ब (Ovum) या अण्ड कोशिका (Egg cell) से संयुक्त होकर गर्भाधान की क्रिया को पूरा करता है। शुक्राणु गतिशील होते हैं और कुछ मिनटों से लेकर दो दिन तक जीवित रहते हैं।

प्रत्येक शुक्राणु के तीन भाग होते हैं :

(i) ***सिर***-शुक्राणु में आगे की ओर सिर होता है। सिर का छोर एक एक्रोसोम से ढका होता है जिसमें डिम्ब में छेद करने के लिए उसके आवरण को खोलने के लिए एन्जाइम होते हैं।

(ii) ***गर्दन***-सिर के पीछे पतली गर्दन होती है।

(iii) ***दुम***-गर्दन के पीछे बहुत पतली और लम्बी दुम होती है। इसी के सहारे शुक्राणु शुक्र-रस में इधर-उधर घूमता है।

2. इपिडीडायमिस (Epididymis)

प्रत्येक शुक्रग्रन्थि के पीछे उससे चिपटी हुई कॉमा के आकार की एक छोटी सी रचना होती है जिसे इपिडीडायमिस कहते हैं। इसमें अत्यधिक कुण्डलित 13-20 फिट लम्बी एक नली होती है जो शुक्रवाहिनी से मिल जाती है।

3. वृषण रज्जु (Spermatic cord)

यह छोटी अंगुली के बराबर मोटी होती है और ऊपर दोनों ओर गहन वक्षण वलय (Deep ingiunal ring) से निकल कर शुक्रग्रन्थि के पश्च किनारे से संलग्न हो जाती है, इसमें शुक्रवाहिनी तथा शुक्रग्रन्थि की धमनियाँ, शिरायें, लसीका वाहिनियाँ एवं तन्त्रिकाएँ आदि होती हैं।

4. शुक्रवाहिनियाँ (Vas deferens)

प्रत्येक ओर इपिडीडायमिस के निचले सिरे पर उससे मिली हुई एक नली होती है जो 40 से 50 सेमी लम्बी होती है। इसके द्वारा शुक्रग्रन्थि में बनने वाले शुक्राणु तथा तरल अर्थात शुक्ररस मूत्रमार्ग में पहुँचता है। ऊपर पहुंचकर यह प्रोस्टेट ग्रन्थि के पास स्थित शुक्राशय की विसर्जन नली से संयुक्त हो जाती है और तब यह स्खलनीय या निक्षेपणी वाहिनी (Ejaculatory duct) कहलाती है।

परिवार नियोजन के ऑपरेशन (नसबन्दी) में दोनों ओर की शुक्रवाहिनियों को बीच से काटकर उनके दोनों सिरों को बाँध दिया जाता है। इससे शुक्राणु शुक्रग्रन्थियों से निकल कर शुक्राशय में एकत्रित नहीं हो पाते और मूत्रमार्ग द्वारा शरीर से बाहर नहीं निकल पाते। ऑपरेशन के बाद जो वीर्य स्खलित होता है, वह शुक्राणु विहीन होता है। इसमें केवल शुक्राशय, प्रोस्टेट ग्रन्थि तथा काउपर ग्रन्थियों के रस ही होते हैं अतः इनसे गर्भाधान नहीं हो सकता।

5. शुक्राशय (Seminal vesicles)

इस थैली में रस पैदा होता है जो स्पर्म के गुजरने वाले रास्ते को नर्म तथा मुलायम बनाता है तथा भोजन भी प्रदान करता है। इस रस को सेमीनल वैसीकल सैक्रीशन्ज (Secretions) कहते हैं।

बनावट–यह लगभग 5 सेमी लम्बी पिरामिड आकार की दो थैलियाँ हैं जो पेशाब वाली थैली (Urinary bladder) के पीछे बनी हैं। यह काल्मनर एपीथीलियल तथा फाइबर्स टिशू की बनी होती हैं।

6. स्खलनीय या निक्षेपणी वाहिनियाँ (Ejaculatory ducts)

इजैकुलेटरी ट्यूबें गिनती में दो होती हैं। इनकी लम्बाई लगभग 2 सेमी होती है। हरेक ट्यूब सैमीनल वैसीकल तथा डिफ्रैंट डक्टस में से आने वाली ट्यूबों से मिलकर बनती है तथा प्रोस्टेट ग्लैंड में से निकलती है। यह यूरेथरा से जुड़ जाती है।

7. प्रोस्टेट ग्रन्थि (Prostate gland)

यह पतला नर्म बनाने वाला तरल पैदा करती है। यह तरल यूरेथरा में प्रोस्टेट डक्ट द्वारा दाखिल होता है।

स्थान–दोनों ग्लैंड ब्लैडर के नीचे यूरेथरा को घेरे रखते हैं। ये रैक्टम तथा यूरेथरा के बीच पाए जाते हैं।

बलबो यूरेथरल ग्लैंडज (Bulbo urethral glands)–ये दो बहुत छोटे ग्लैंडज हैं। ये प्रोस्टेट ग्रंथियों के नीचे पाये जाते हैं। ये भी एक नर्म बनाने वाला तरल (Lubricating) पैदा करते हैं। ये तरल यूरेथरा में प्रोस्टेट ग्लैंड के नीचे दो नालियों (Ducts) द्वारा डालते हैं।

8. काउपर ग्रन्थियाँ (Cowper gland)

प्रोस्टेट ग्रन्थि के नीचे तथा मूत्रमार्ग के दोनों ओर एक-एक छोटी ग्रन्थि होती है। इन ग्रन्थियों को काउपर ग्रन्थियाँ कहते हैं। इनमें भी नलिकाएं होती हैं जो मूत्रमार्ग में खुलती हैं। इन ग्रन्थियों से भी एक तरल स्रावित होता है और यह भी वीर्य निर्माण में भाग लेता है। सम्भोग से पूर्व कामोत्तेजित हो जाने पर शिश्न में से एक गन्धहीन, रंगहीन, कुछ गाढ़ा सा, चिपचिपा तरल निकलता रहता है। यह काउपर ग्रन्थियों का स्राव होता है जो क्षारीय होता है। मूत्रमार्ग अम्लीय होता है और सम्भोग के समय इस अम्लीय मार्ग से गुजरने वाले वीर्य में स्थित शुक्राणु नष्ट हो सकते हैं। अतः सम्भोग से पूर्व इन ग्रन्थियों से निकलने वाला स्राव मूत्रमार्ग को क्षारीय बना देता है जिससे शुक्राणु नष्ट हुए बिना गर्भ स्थापित करने में सफल हो जाते हैं।

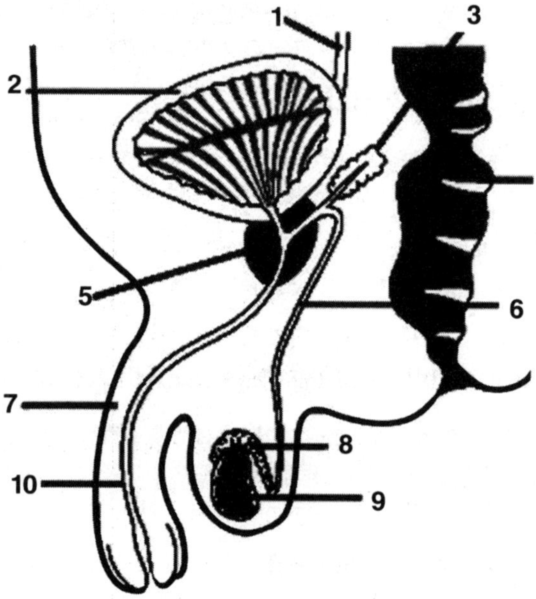

1. मूत्रनली, 2. मूत्राशय, 3. शुक्राशय, 4. मलाशय, 5. प्रोस्टेट ग्रन्थि, 6. शुक्रवाहिनियाँ, 7. शिश्न या लिंग, 8. इपिडीडायमिस, 9. शुक्रग्रन्थियाँ, 10. यूरेथरा

चित्र 1.4 : पुरुष जननांग

इकाई 2

गर्भावस्था

परिचय

यह वह मादा जनन प्रणाली है जो अपने जैसे नए जीव की उत्पत्ति में सहायक होती है। नए जीव की उत्पत्ति के लिए औरत तथा मर्द दोनों के जननांग मिलकर हिस्सा लेते हैं। इनकी बनावट इस प्रकार है :

1. बोनी पैल्विस (Bony pelvis) या पेड़ू
2. बाह्य जननांग (External genitalia)
3. आन्तरिक जननांग (Internal genitalia)

पैल्विस (श्रोणि)

इसकी बनावट मजबूत होती है। यह रीढ़ की हड्डी से जुड़कर धड़ को सहारा देती है। पैल्विस का मुख्य कार्य शरीर के हिलने-डुलने, विशेषकर चलने, दौड़ने, बैठने तथा झुकने से सम्बन्धित है। औरतों की पैल्विस बच्चे के जन्म में सहायक है। बच्चा जन्म के समय इसमें से बाहर आता है। पैल्विस धड़ का भार दोनों टांगों पर बांटती है। टांगों तथा धड़ में यह एक पुल की तरह है। बैठते समय धड़ का सारा भार इश्चियल ट्यूबरोसिटी सहन करती है।

सेक्रम की काउडा इक्विना (Cauda equina) पैल्विस तथा अंगों को सहारा देती है।

औरत की पैल्विस

पैल्विस की शक्ल व नाम अलग होते हैं। 90% औरतों में लगभग गायनीक्वाइड पैल्विस होती है। यही असली सामान्य फीमेल पैल्विस है, जिसमें से बच्चा जन्म के समय आसानी से बाहर निकल आता है। इसकी ब्रिम (Brim) गोल होती है। कैविटी शैलो (Shallow) अर्थात कम गहरी होती है। निकासी-द्वार आउटलैट (Outlet) चौड़ा होता है। सिएटिक नोच (Sciatic notch) चौड़ी होती है। सब प्यूबिक कोण 90º का होता है।

मिडवाइफ को साधारण पैल्विस की पहचान होना आवश्यक है ताकि प्रसूति के समय वह मुश्किल पहचान कर डाक्टर के पास भेज दे।

पैल्विस की हड्डियां

श्रोणि चार हड्डियों के जोड़ से बनी होती है :

पैल्विस की हड्डियाँ

- **ईनोमिनेट बोन्ज**
- **सेक्रम**
- **कोक्सिस**

1. ईनोमिनेट बोन्ज (The Innominate Bones)

ये दो हड्डियाँ मिलकर पैल्विस का ज्यादा हिस्सा बनाती हैं। ईनोमिनेट हड्डी चपटी तथा बेतरतीब हड्डी है। इसके तीन मुख्य भाग होते हैं :

(a) इलियम (b) इसचियम (c) प्यूबिस।

(a) ***इलियम (The Ilium)***–यह ईनोमिनेट हड्डी का सबसे ऊपरी चौड़ा तथा बड़ा हिस्सा है। इसके दो भाग (Surface) होते हैं। सामने अंदर की ओर धंसे हुए भाग को इलियक फोसा (Iliac fossa) कहते हैं। यह लगभग कन्केव शक्ल (उत्तल) का होता है। जब कूल्हे पर हाथ रखते हैं तो इसके ऊपरी किनारे पर हाथ आते हैं। ऊपरी किनारे को इलियक क्रैस्ट (Iliac crest) कहते हैं। इलियक क्रैस्ट का ऊपरी किनारा सामने ऊपरी तरफ एक तिरछी जगह पर खत्म होता है। उसे एन्टीरियर सुपीरियर इलियक स्पाइन्ज (Anterior superior iliac spines) कहते हैं। इसी तरह Iliac crest) का ऊपरी किनारा जो पिछली तरफ जाकर खत्म होता है, उसे पोस्टीरियर सुपीरियर इलियक स्पाइन कहते हैं। इन स्पाइनों के निचली तरफ जो उभार होते हैं उन्हें क्रमशः सामने वाला, निचला इलियक स्पाइन और पिछला निचला इलियक स्पाइन कहते हैं।

(b) ***इसचियम (The Ischium)***–यह ईनोमिनेट हड्डी का निचला, मोटा और मजबूत हिस्सा है। जब व्यक्ति बैठता है तो शरीर का भार इस हड्डी की दो उभरी हुई मोटी चोटियों पर पड़ता है, जिसको इसचियल ट्यूबरोसिटी कहते हैं। इस चोटी की पिछली तरफ ऊपर की ओर एक नुकीली इसचियल स्पाइन होती है। इस जगह को मिडवाइफरी की दृष्टि से महत्त्वपूर्ण मानते हैं क्योंकि प्रसव के समय बच्चे के सिर के लैवल (Level) का अंदाजा इसी जगह के हिसाब से लगाया जाता है। जब बच्चे का सिर इस जगह पर हो तो कहते हैं जीरो स्टेशन (Zero station) पर पड़ा है।

(c) ***प्यूबिस (Pubis)***–यह ईनोमिनेट हड्डी का सबसे सामने वाला हिस्सा है। इस हड्डी के चौड़े भाग मिल कर सिमसिस प्यूबिक जोड़ बनाते हैं। इसके दो रेमाई होते हैं। दो

निचले इन्फीरियर (Inferior) रेमाई मिलकर प्यूबिक आर्क (Pubic arch) बनाते हैं तथा ऊपरी रेमाई इलियम से जुड़ते हैं। जहाँ ऊपरी रेमाई इलियम से जुड़ते हैं, वहां उभार जैसा बनता है, जिसे इलियोपैक्टीनियल ऐमिनेंस (Iliopectineal eminence) कहते हैं। प्यूबिक हड्डी का चौड़ा हिस्सा, ऊपरी व निचला रेमाई, इसचियम से मिलकर एक छेद बनाते हैं, जिसको औबचूरेटर फोरामन कहते हैं। ईनोमिनेट हड्डी में एक गहरे कप जैसा आकार होता है जिसमें जांघ की मोटी हड्डी फीमर का सिर फिट होता है। इस कप को असीटाबुलम कहा जाता है। असीटाबुलम को बनाने में ईनोमिनेट हड्डी के तीनों भाग इलियम, इसचियम तथा प्यूबिक हिस्सा लेते हैं।

ईनोमिनेट हड्डी के निचले किनारे के ऊपर दो चापें (Curves) हैं। एक पोस्टीरियर इनफीरियर इलियक स्पाइन से इसचियल स्पाइन तक तथा दूसरी इसचियल स्पाइन से इसचियल ट्यूबरोसिटी तक है। पहली चाप को ग्रेटर सिएटिक नोच (Greater sciatic notch) कहा जाता है। यह बड़ी तथा गोल होती है। दूसरी को लैसर सिएटिक नोच (Lesser sciatic notch) कहते हैं। यह छोटी होती है।

2. सेक्रम हड्डी (The Sacrum Bone)

यह एक बड़ी त्रिकोणीय शक्ल की हड्डी है जो दोनों ईनोमिनेट हड्डियों के बीच होती है। यह भिन्न-भिन्न प्रकार की पाँच हड्डियों के जोड़ से बनी है। इनके बीच के जोड़ बहुत मजबूत होते हैं जिस कारण यह एक हड्डी ही प्रतीत होती है जिसका ऊपरी भाग अर्थात पहला सेक्रल वरटीबरा आगे को उभरा और झुका होता है। इसे सेक्रल प्रोमैनटरी कहते हैं। सेक्रम की एन्टीरियर (सामने) वाली सतह कन्केव (Concave) आकार की होती है जिस कारण यह अंदर से पीछे की तरफ उभरी लगती है। इस खाली उत्तल आकार की शक्ल को 'होलो आफ दी सेक्रम' (Hollow of the sacrum) कहा जाता है। पक्षों की तरफ सेक्रम पंखे की तरह फैला होता है जिसको विंग या ऐला (Wing or ala) कहा जाता है।

चार जोड़ी छेद सेक्रम में दिखाई देते हैं। इनमें से दिमागी तंतु नाडियां काउडा इक्विना से दाखिल होती हैं। सेक्रम की पिछली (पोस्टीरियर) (Posterior) सतह खुरदरी होती है, ताकि मांसपेशियाँ मजबूती से पकड़ रख सकें।

3. कोक्सिस या पूंछ हड्डी (The Coccyx)

चार वरटीबरा की बनी हुई यह हड्डी त्रिकोणीय आकृति की होती है। यह सेक्रम के नीचे पाई जाती है। ऊपरी तरफ से यह सेक्रम से जुड़ी होती है। प्रसव के समय यह हड्डी थोड़ी-सी पीछे खिसक जाती है तथा आउटलैट को खुला कर देती है जिससे बच्चे को बाहर निकलने के लिए ज्यादा जगह मिल जाती है।

पैल्विस के जोड़

पैल्विस के चार जोड़ होते हैं :

पैल्विस के जोड़

एक जघन संधानक | दो सेक्रो इलियक जोड़ | एक सेक्रो कोक्सिीजियल जोड़

1. **जघन संधानक**–यह दोनों प्यूबिक हड्डियों के बीच बनता है। कार्टीलेज मांसपेशियाँ इसे मजबूती से जकड़े रखती हैं। गर्भ के आखिरी दिनों में यह जोड़ चौड़ा हो जाता है जिस कारण औरत को दर्द भी हो सकता है।

2. **सेक्रो इलियक जोड़**–ये शरीर के दो सबसे मजबूत जोड़ हैं। ये सेक्रम तथा इलियम को आपस में जोड़ते हैं। इस तरह ये स्पाइन का संबंध पैल्विस के साथ बनाते हैं।

3. **सेक्रो कोक्सीजियल जोड़**–यह जोड़ सेक्रम और कोक्सिस के बीच बनता है।

साधारण हालत में इन जोड़ों में हिलजुल न के बराबर होती है। परंतु गर्भ के दौरान एंडोक्राइन रसों के प्रभाव के कारण इन जोड़ों की मांसपेशियाँ नर्म हो जाती हैं और जोड़ थोड़े खुल जाते हैं ताकि बच्चे का सिर निकलने के लिए ज्यादा जगह मिल सके।

पैल्विक लिगामैंट–पैल्विक के सारे जोड़ आपस में मजबूती से जुड़े होते हैं। ये निम्नलिखित हैं :

(i) इंट्राप्यूबिक लिगामैंट।

(ii) सेक्रो इलियक लिगामैंट।

(iii) सेक्रो कोक्सीजियल लिगामैंट।

(iv) सेक्रो ट्यूबरस लिगामैंट।

(v) सेक्रो स्पाइनस लिगामैंट।

सेक्रो स्पाइनस लिगामैंट सेक्रम से इसचियल ट्यूबरोसिटी तक जाते हैं तथा सेक्रो स्पाइनस लिगामैंट सेक्रम से इसचियल स्पाइन तक जाते हैं। ये दोनों लिगामैंट सिएटिक नोच से गुजरते हैं। ये आउटलैट की पिछली दीवार बनाते हैं।

पैल्विस के भाग (Parts of Pelvis)–पैल्विस को दो भागों में बाँटा जाता है :

I. फाल्स पैल्विस (False Pelvis), II. ट्रू पैल्विस (True Pelvis)

I. फाल्स पैल्विस (False Pelvis)

यह वह हिस्सा है जो ब्रिम से ऊपर पाया जाता है तथा फिर यह चौड़ा फैला हुआ हिस्सा है। इसकी मिडवाइफरी में कोई ज्यादा महत्ता नहीं है।

II. ट्रू पैल्विस (True Pelvis)

यह वह हिस्सा है जो बोनी केनाल (Bony canal) का करवड हिस्सा (Curved part) है। इसमें से बच्चे को जन्म से समय निकलना होता है। True pelvis के तीन भाग होते हैं।

1. ब्रिम (Brim) 2. कैविटी (Cavity) 3. आउटलैट (Outlet)

1. ब्रिम (Brim)

Pelvis brim पिछली तरफ से Sacrum तथा साइडों से Iliopectineal lines तथा Eminence तथा अगली तरफ से Symphysis pubis से घिरा होता है। औरतों में Gynecoid pelvic का Brim गोल होता है। सिवाय उस जगह के जहाँ Sacrum की Promontory अंदर से बाहर की ओर उभरी होती है। Brim के Diameter को हम चार भागों में बांट सकते हैं।

(a) एंटरो पोस्टीरियर डायामीटर (Antero posterior diameter)

(b) ओबलीक डायामीटर (Oblique diameter)

(c) सेक्रो काटीलाड डायामीटर (Sacro cotyloid diameter)

(d) ट्रांसवर्स डायामीटर (Transverse diameter)

(a) ***एंटरो पोस्टीरियर डायामीटर (Antero posterior diameter)***–यह तीन प्रकार के होते हैं :

(i) *ट्रू या एनाटोमिकल कंजुगेट (True or anatomical conjugate)*–यह Diameter promontory of sacrum से लेकर Symphysis pubis के ऊपर वाले Border से मापा जाता है। यह 13.5 सैमी होता है।

(ii) *आब्स्टेट्रिकल कंजुगेट (Obstetrical conjugate)*–यह Diameter promontory of sacrum से लेकर Symphysis pubis की पिछली तरफ से आधा इंच नीचे की तरफ को मापा जाता है। यह 10.8 सेमी से लेकर 11.5 सेमी तक होता है।

(iii) डायगोनल कंजुगेट (Diagonal conjugate)–यह Promontory of sacrum से लेकर Symphysis pubis के नीचे वाले Border तक मापा जाता है। इसकी लम्बाई 12 से 13 सेमी है।

(b) ***ओबलीक डायामीटर (Oblique diameter)***-यह एक तरफ सेक्रो इलियक जोड़ से दूसरी तरफ का Ileopectineal जोड़ तक नापा जाता है। यह 12 सेमी लम्बा होता है।

(c) ***सेक्रो काटीलाड डायामीटर (Sacro cotyloid diameter)***-यह Promontory of sacrum से लेकर Ileopectineal eminence तक मापा जाता है। इसकी 8.8 सेमी लम्बाई है।

(d) ***ट्रांसवर्स डायामीटर (Transverse diameter)***-यह Brim का सबसे बड़ा Diameter है। इसकी पिछली तरफ आपसी दूरी है। यह 13 सेमी होता है।

2. कैविटी (Cavity)

Pelvic cavity Inlet तथा Outlet के बीच वाली Curved canal है जिसकी अगली दीवार की लम्बाई 4.4 सेमी (Pelvic bone) है। पिछली दीवार 12 सेमी है क्योंकि Cavity पूरी तरह हड्डियों से नहीं घिरी होती इसलिए इसके Diameter मापने मुश्किल होते हैं। गोल होने के कारण यह कहा जाता है कि इसके सारे Diameter 11.4 सेमी से 12.7 सेमी हैं तथा सभी एक जैसे हैं।

3. आउटलैट (Outlet)

Pelvic के Outlet का Upper border ischial spine के Level पर होता है। इन दोनों के बीच की दूरी Spinous diameter कहलाती है। यह 10 सेमी होती है। Outlet का Lower border अगली तरफ से Pubic arch साइडों से Ischial tuberosity, पिछली तरफ से Coccyx तथा Sacro- tuberous ligaments से घिरा होता है। इसके Diameter इस प्रकार हैं :

(a) एंटरो पोस्टीरियर डायामीटर (Antero posterior diameter)

(b) ओबलीक डायामीटर (Oblique diameter)

(c) ट्रांसवर्स डायामीटर (Transverse diameter)

(a) ***एंटरो पोस्टीरियर डायामीटर (Antero posterior diameter)***-यह Diameter pubic arch की Apex से लेकर Coccyx की Tip तक मापा जाता है। यह 13 सेमी होता है।

(b) ***ओबलीक डायामीटर (Oblique diameter)***-यह Sacro tuberous ligament से मापे जाते हैं। इस लिगामैंट का Fix point नहीं है। इसलिए इसके Diameter नहीं लिए जाते।

(c) ट्रांसवर्स डायामीटर (Transverse diameter)-Transverse Diameter दो तरह के होते हैं।

(i) *बाई-स्पाइनस* (ii) इंटरट्यूबरसचियल

(i) *बाई-स्पाइनस (Bi-Spinous)*-यह Outlet की ऊपर वाली Boundary पर लिए जाते हैं। यह 10 सेमी होते हैं। यह दोनों Ischial spines के बीच की दूरी होती है।

(ii) इंटरट्यूबरसचियल (Intertuberischial)-यह दोनों Ischial tuberosity के बीच का अंदरूनी फासला होता है। यह 10 सेमी से 11 सेमी होता है।

बाहरी डायामीटर (External Diameter)

1. ***इंटर स्पाइनस (Inter spinous diameter)***-यह Interior iliac spine की आपसी दूरी है। इसकी लम्बाई 23.75 से 25 सेमी होती है।
2. ***इंटर क्रिस्टियल (Inter crestial)***-यह Ilium की Crest के सबसे चौड़े हिस्से से नापा जाता है। इसकी लम्बाई 26.75 सेमी से 27.5 सेमी होती है।
3. ***बाइ-ट्रोकैन्ट्रिक (Bi-trochanteric diameter)***-यह Femoral bone के दो Great trochanteric के बीच की दूरी है। यह दूरी 28.75 सेमी से 30 सेमी होती है।
4. ***एक्सटरनल कन्जुगेट (External conjugate)***-यह पांचवें Lumbar vertebra की Spine के थोड़ा नीचे से लेकर Symphysis pubis के Interior surface तक मापा जाता है। इसकी लम्बाई 19 सेमी होती है।

पैल्विस की किस्में (Types of Pelvis)

आकृति के आधार पर पैल्विस चार प्रकार की होती हैं :

1. गाइनीक्वायड पैल्विस (The Gynaecoid Pelvis)
2. एंडरायड पैल्विस (The Android Pelvis)
3. एंथरोपायड पैल्विस (The Anthropoid Pelvis)
4. प्लैटीप्लोयड पैल्विस (The Platypelloid Pelvis)

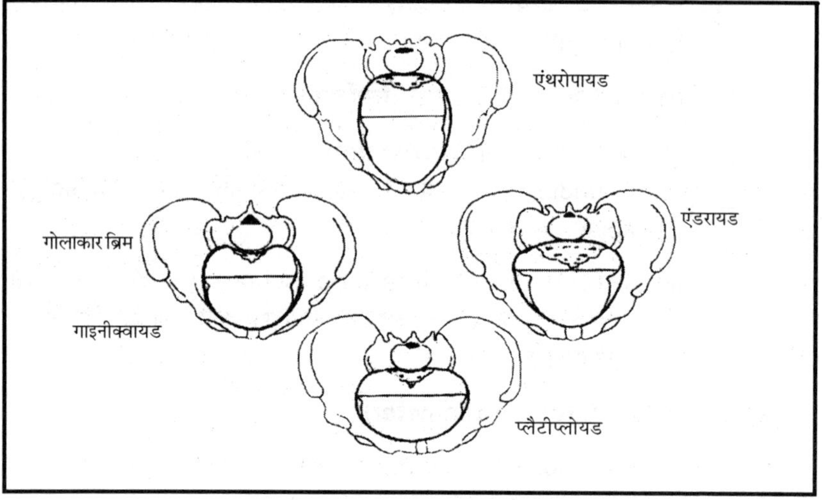

चित्र 2.1: चार प्रकार की पैल्विस के इनलैट

1. **गाइनीक्वायड पैल्विस (The Gynaecoid Pelvis)**–इसकी व्याख्या ऊपर की जा चुकी है। यह असली फीमेल पैल्विस है। इसकी ब्रिम (Brim) गोल होती है सिवाय उस जगह के जहाँ प्रोमोनटरी आफ सेक्रम अंदर की तरफ उभरी होती है। साइडों की दीवारें सीधी (Straight) होती हैं। कैविटी कम गहरी (शैलो) (Shallow) होती है। सेक्रम काफी चौड़ा (Broad) (ब्राड) तथा अच्छी तरह मुड़ा (Well curved) (वेल करव्ड) होता है। इसचियल स्पाइन (Ischial spine) खुरदरी (Blunt) (ब्लंट) होती है। शिएटिक नोच (Schiatic notch) काफी खुली होती है। प्यूबिक आर्क (Pubic arch) 90° का कोण बनाती है। यह 50 प्रतिशत महिलाओं में पाया जाता है।

2. **एंडरायड पैल्विस (The Android Pelvis)**–इसे मेल पैल्विस भी कहते हैं क्योंकि यह पुरुषों की पैल्विस से मिलती है। इसकी Brim दिल के आकार की होती है। फोर पैल्विस (Fore pelvis) तंग होती है। साइडों की दीवारें सीधी नहीं होती बल्कि थोड़े उत्तल आकार कन्वरज (Converge) होती हैं जो पैल्विस को कीप (Funnel) (फनल) का आकार प्रदान करती हैं या जिस कारण पैल्विस कीप जैसी लगती है। कैविटी गहरी होती है। इसचियल स्पाइन उभरे होते हैं। शिएटिक नोच तंग होती है। यह 20 प्रतिशत महिलाओं में पाया जाता है।

3. **एंथरोपायड पैल्विस (The Anthropoid Pelvis)**–इसकी ब्रिम लम्बी होती है। चौड़ाई लम्बाई से कम होती है। जिस कारण एंट्रो पोस्टीरियर डायामीटर (Antro

posterior diameter) ट्रासवर्स डायामीटर से लम्बा होता है। साइडों की दीवारें डाइवर्ज (Diverge) होती हैं। शिएटिक नोच (Schiatic notch) काफी चौड़ी होती हैं। सेक्रम लम्बा होता है तथा काफी कन्केव (Concave) आकृति का होता है। इसचियल स्पाइन कम उभरे होते हैं। यह 25 प्रतिशत महिलाओं में पाया जाता है।

4. **प्लैटीप्लोयड पैल्विस (The Platypelloid Pelvis)**-यह चपटी (Flat) होती है। इसकी ब्रिम (Brim) किडनी (दाल के दाने जैसी) आकृति की होती है। साइडों की दीवारें बाहर की ओर मुड़ी होती हैं। सेक्रम सीधा होता है। कैविटी शैलो (कम गहरी) होती है। शिएटिक नोच तथा सब प्यूबिक एंगल काफी चौड़े तथा खुले होते हैं। यह 5 प्रतिशत महिलाओं में पाया जाता है।

पैल्विक फ्लोर (Pelvic Floor)

पैल्विक फ्लोर (पैल्विक का निचला तल) नर्म तथा गद्देदार माँसपेशियों का बना होता है। सबसे महत्वपूर्ण मांसपेशियों का गुच्छा डायाफ्राम से हैमोक (Hammock) की तरह पैल्विस की दीवारें बनाता है। यह यूरेथरा (Urethra), वजाइना (Vagina) तथा एनल कनाल तक आता है। पैल्विक फ्लोर की माँसपेशियाँ पेट तथा पैल्विस के बीच के अंगों को सहारा देती हैं। ये पेशाब, पाखाना तथा सैक्स वाली मांसपेशियों को ऐच्छिक कामों में सहयोग देती हैं।

पैल्विक फ्लोर की माँसपेशियों की तहें (Muscle Layers of Pelvic Floor)

1. **ऊपरी तह (The Superficial Layer)**-इसमें पाँच तरह की मांसपेशियाँ हैं।

   (a) ***एक्सटरनल एनल स्फिंकटर (The external anal sphincter)***-ये एनल की बाहरी चारदीवारी को बनाते हुए पीछे से कोक्सिस (पूंछ हड्डी) तक पहुँचती हैं।

   (b) ***ट्रांसवर्स पैरीनियल मसल्ज (The transverse perineal muscles)***-ये इसचियल ट्यूबरोसिटी से ऊपर की तरफ होते हुए पैरीनियम के मध्य तक जाती हैं।

   (c) ***बल्बो कावरनस माँसपेशियाँ (The bulbo cavernous muscles)***-ये पैरीनियम के आगे योनि के आस-पास तथा प्यूबिक आर्क तक बनी होती हैं।

   (d) ***इसचियो कावरनस माँसपेशियाँ (The ischio cavernous muscles)***-ये इसचियल ट्यूबरोसिटी से होती हुई प्यूबिक आर्क तथा कारपोरा केवरनोसा (Corpora cavernosa) तक जाती हैं।

   (e) ***मैंबरेनस स्फिंक्टर आफ द यूरेथरा (The membranous sphincter of the urethra)***-पेशाब वाले छेद पर यह पतला स्फिंक्टर फाइबर्स (Fibers)

माँसपेशियों का बना होता है जो यूरेथरा के ऊपर तथा नीचे पाया जाता है। यह प्यूबिक हड्डी से जुड़ता है तथा असली स्फिंक्टर (True sphincter) बनाता है।

2. **अंदरूनी तह (The Deep Layer)**–पैल्विक फ्लोर की अंदरूनी गहरी तह तीन तरह की माँसपेशियों की बनी होती हैं जिन्हें लिवेटर एनी मसल्ज (Levator ani muscles) कहते हैं। ये निम्नलिखित हैं :

   (a) ***प्यूबो कोक्सीजियस माँसपेशियाँ***–यह प्यूबिस से कोक्स तक बुनी होती हैं। कुछ पेरीनियल बॉडी (Perineal body) के पास से गुजरती हैं तथा उसकी सबसे गहरी तह बनाती हैं।

   (b) ***इलियो कोक्सीजियस माँसपेशियाँ***–ये फेशिया (Fascia) के निकट से निकल कर औबटुरेटर इंटरनस (Obturator internus) माँसपेशियों को ढकती हैं तथा कोक्स तक जाती हैं।

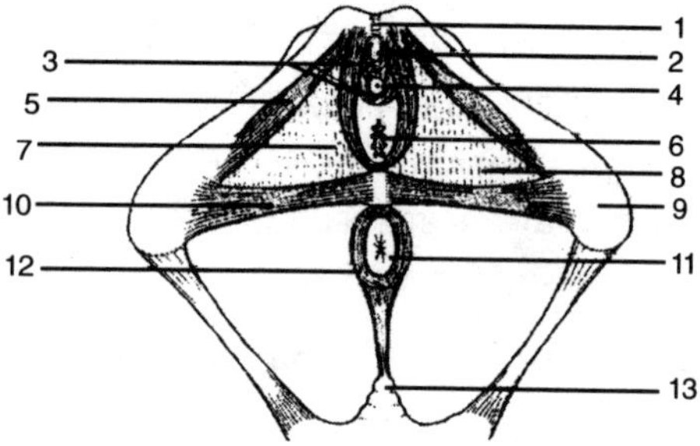

1. जघन संधानक, 2. भगनासा या क्लीटोरिस, 3. मैंबरेनस स्फिंक्टर आफ द यूरेथरा, 4. मूत्रमार्ग छिद्र, 5. इसचियो कावरनस, 6. योनि छिद्र, 7. बल्बो कावरनस, 8. ट्राइएंगुलर लिगामैंट, 9. इसचियल ट्यूबरोसिटी, 10. ट्रांसवर्स पैरीनियल मसल्ज, 11. मलद्वार, 12. एक्सटरनल एनल स्फिंक्टर, 13. कोक्सिस

चित्र 2.2 : पैल्विक फ्लोर की सबसे ऊपरी तह (Superficial layer)

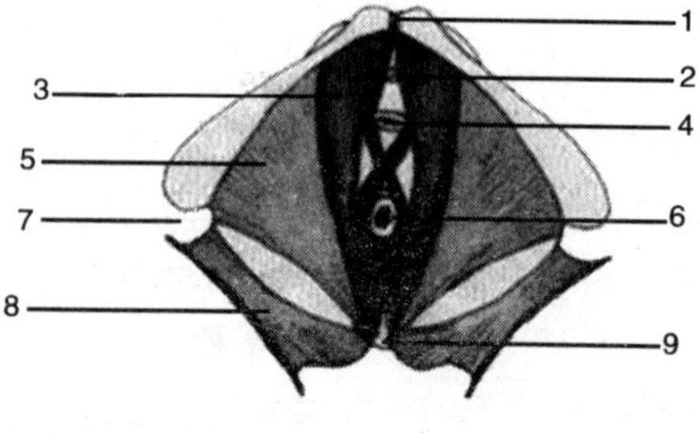

1. जघन संधानक, 2. यूरेथरा, 3. प्यूबो कोक्सीजियस 4. योनि, 5. इलियो कोक्सीजियस, 6. मलाशय, 7. इसचियल स्पाइन, 8. इसचियो कोक्सीजियस, 9. कोक्सिस

चित्र 2.3 : पैल्विक फ्लोर की गहरी तह (Deep layer)

(c) ***इसचियल कोक्सीजियस माँसपेशियाँ***–यह इसचियल स्पाइन से गुजर कर कोकिक्स तक सेक्रो स्पाइनस लिगामैंट के साथ-साथ बुनी होती हैं। इन मांसपेशियों के ऊपर, नीचे तथा बीच में पैल्विक फेसिया की तहें होती हैं जो ढीली एरियोलर मांसपेशियों की बनी होती हैं तथा पैकिंग मैटीरियल (Packing material) की तरह काम करती हैं। बल्बो कावरनस, इसचियो कावरनस तथा ट्रांसवर्स पैरीनियल माँसपेशियों के बीच की त्रिकोणीय जगह को भरने वाली माँसपेशियों को ट्राइएंगुलर लिगामैंट (Triangular ligament) कहते हैं।

गर्भावस्था : परिभाषा

यह गर्भधारण से जन्म लेने तक की अवधि होती है। शुक्राणु द्वारा अण्डाणु के निषेचन के पश्चात गर्भाशय की लाइनिंग में प्रत्यारोपित हो जाने पर यह अपरा (Placenta) तथा भ्रूण (Embryo) में विकसित हो जाता है जो बाद में भ्रूण शिशु (Fetus) में विकसित हो जाता है।

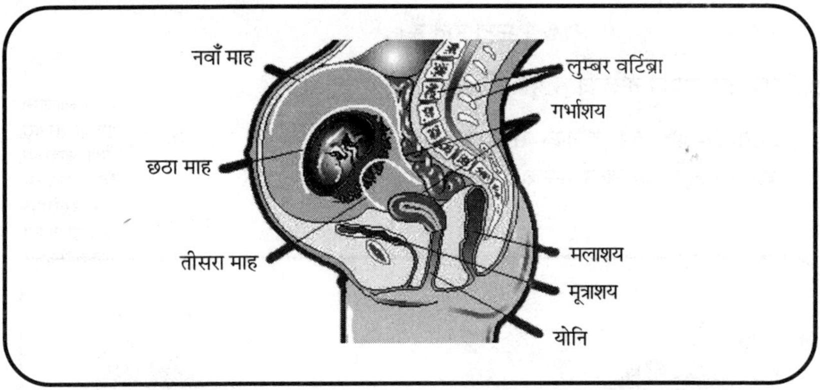

चित्र 2.4 : प्रति तिमाही भ्रूण शिशु की विकास अवस्था को दर्शाता एक रेखाचित्र

गर्भावस्था स्त्री के अन्तिम रजोधर्म चक्र के प्रथम दिन से प्रारम्भ होकर प्राय: 40 सप्ताह में समाप्त हो जाती है और इसे तीन तिमाही में विभाजित किया जाता है जो तीन-तीन माह का होता है।

गर्भधारण क्या है?

गर्भधारण से अभिप्राय नर शुक्राणु द्वारा मादा अण्ड अथवा अण्डाणु के निषेचन से है। स्त्री के 28 दिन के मानक रजोधर्म चक्र के समय प्रतिमाह एक अण्डाणु 9वें से 16वें दिन के बीच मुक्त होता है जिसे अण्डोत्सर्ग या डिम्बोत्सर्ग (Ovulation) कहते हैं। जब दोनों अण्डाशयों में से किसी एक से एक अण्डाणु मुक्त होता है तो यह फैलोपियन नलिका के माध्यम से गर्भाशय की ओर जाता

है। यहाँ पर किसी एक फैलोपियन नलिका में निषेचन की क्रिया सम्पन्न होती है। यह क्रिया तभी सम्पन्न होती है जब वहाँ शुक्राणु भी उपस्थित हो और अण्डाणु से सफलतापूर्वक मिल गया हो।

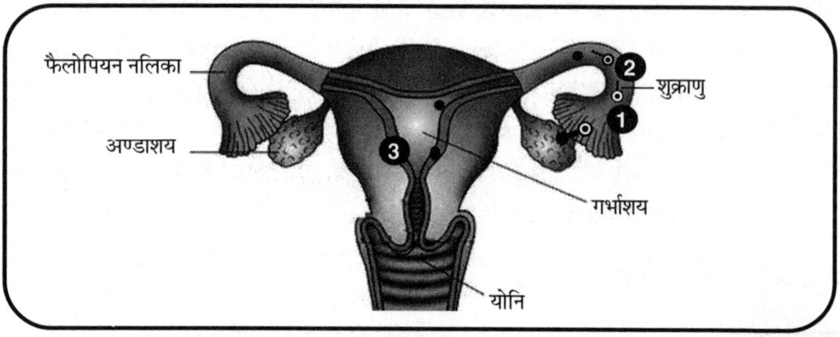

चित्र 2.5 : गर्भधारण

गर्भधारण कैसे होता है ?

1. स्त्री के अण्डाशय से अण्डाणु मुक्त होते हैं।
2. यह फैलोपियन नलिका में पुरुष के शुक्राणु से मिलते हैं।
3. इसके पश्चात यह नलिका से होकर गर्भाशय की लाइनिंग तक पहुँचता है जहाँ यह प्रत्यारोपित होकर वृद्धि करता है।

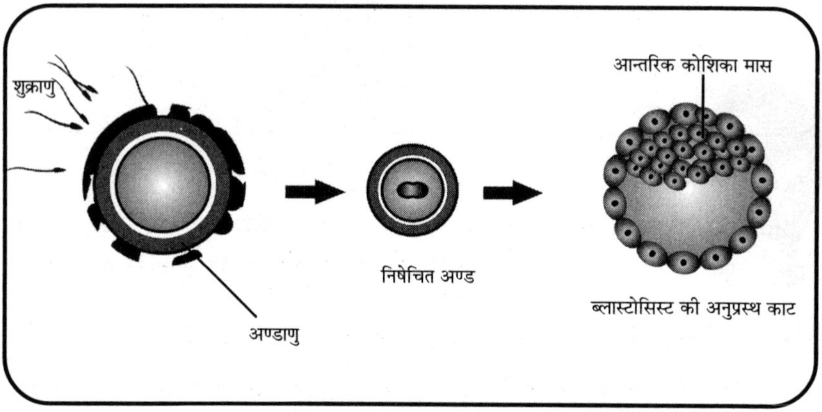

चित्र 2.6 : गर्भधारण

गर्भावस्था : अभिप्राय

गर्भावस्था वह स्थिति है जिसमें एक स्त्री अपने शरीर में निषेचित अण्ड का वहन करती है।

	स्त्री	भ्रूण शिशु
0–14 सप्ताह **(प्रथम तिमाही)** 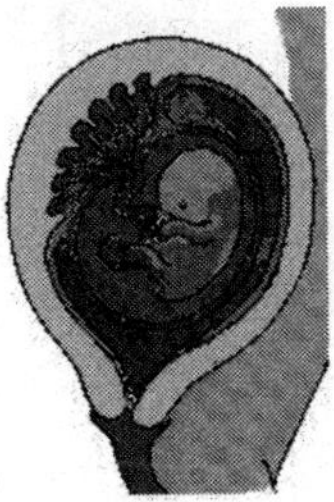	• माता का रजोस्राव रुक जाता है अथवा कम हो जाता है। • माता को मितली अथवा उल्टी हो सकती है। यह इस अवस्था के अन्तिम समय तक समाप्त भी हो सकती है। • स्तन बड़े आकार के हो जाते हैं और भारीपन का अनुभव होता है। • चूचुक अधिक चिपचिपे हो सकते हैं। • माता को मूत्र जल्दी-जल्दी आ सकता है।	• हृदय स्पन्दन प्रारम्भ हो जाता है। • अस्थियाँ दिखाई देने लगती हैं-सिर, बाहु, अंगुलियाँ, पैर तथा अंगूठों का निर्माण होने लगता है। • प्रमुख अंगों तथा तन्त्रिका तन्त्र का विकास होने लगता है। • अपरा (Placenta) निर्मित हो जाती है। • बाल उगने लगते हैं। • आगामी दाँतों के लिए 20 कलिकाएँ दिखाई देने लगती हैं। • इस अवस्था के अन्त तक भ्रूण शिशु 10 सेमी (4 इंच) लम्बा तथा वजन 30–35 ग्राम (1 औंस) के लगभग हो जाता है।
15–28 सप्ताह **(द्वितीय तिमाही)** 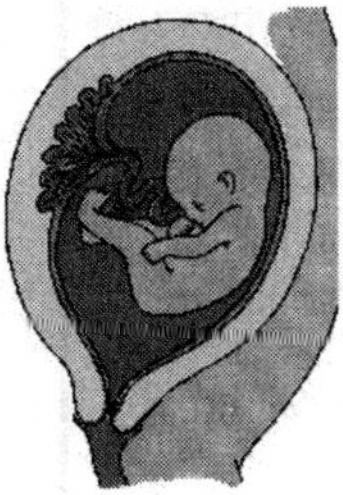	• उदर बड़ा होने लगता है-इस अवधि के अन्त में गर्भाशय पसलियों के समीप होगा। • उदर तथा स्तन की त्वचा फैल जाती है। माता की त्वचा पर फटने के निशान पड़ जाते हैं। • लगभग 16–20 सप्ताह में माता को बच्चे के हिलने-डुलने का अनुभव होने लगता है। • माता की नाभि से नीचे की ओर पेट के मध्य भाग पर गहरी रेखाएँ अथवा चेहरे पर भूरे विषम चिह्न दिखाई दे सकते हैं। माता के एरोलास के चारों ओर एक भूरा वलय हो सकता है।	• अब भ्रूण शिशु जन्म होने तक तेजी से बढ़ता है। • अंगों में विकास जारी रहता है। • भौंहों तथा नाखूनों का निर्माण होता है। • त्वचा सिकुड़ी तथा रोमों से ढकी होती है। • भ्रूण शिशु हिलता-डुलता, पैर चलाता, सोता तथा जागता, निगलता, सुन सकता तथा पेशाब कर सकता है। • इस अवधि के समाप्ति तक भ्रूण शिशु 27–35 सेमी (11–14 इंच) लम्बा तथा लगभग 900 से 1200 ग्राम (2–2.5 पौण्ड) वजन का हो जाता है।

	स्त्री	भ्रूण शिशु
29–40 सप्ताह (तृतीय तिमाही) 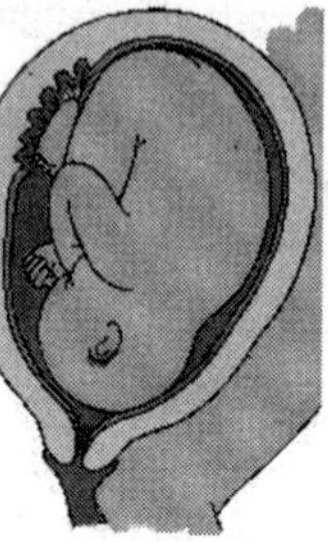	• भ्रूण शिशु की गतिविधियाँ तेज हो जाती हैं। • माता के उदर में दर्द हो सकता है। यह कल्पित अथवा वास्तविक प्रसव पीड़ा हो सकती है। • माता को छोटी-छोटी साँस आती हैं क्योंकि गर्भाशय डायाफ्राम (एक चपटी, मजबूत पेशी जो श्वसन में सहायक होती है) को धकेलता है। माता तभी ठीक ढंग से श्वसन कर पाती है जब शिशु नीचे की ओर आ जाता है। • शिशु के नीचे आने पर माता को प्रायः मूत्र अधिक आता है। • चूचुक से पीले, तरल पदार्थ (कोलोस्ट्रम) का स्राव होता है। • नाभि चिपचिपी हो सकती है। • ग्रीवा (Cervix) पतली होकर थोड़ी सी खुल जाती है।	• भ्रूण शिशु पैर मारता तथा फैलाता है परन्तु आकार बड़ा होने के कारण घूमने का स्थान कम पड़ जाता है। • महीन रोम लुप्त हो जाते हैं। • अस्थियाँ कड़ी परन्तु प्रसव हेतु सिर की अस्थियाँ मुलायम एवं लचीली होती हैं। • भ्रूण शिशु जन्म लेने हेतु उपयुक्त स्थिति में आ जाता है। • 40वें सप्ताह में भ्रूण शिशु परिपक्व हो जाता है। यह लगभग 47–53 सेमी (20 इंच) लम्बा तथा भार में 2.5 से 3.5 किग्रा (6–9 पौण्ड) हो जाता है।

प्रथम माह

प्रथम माह के अन्त में भ्रूण लगभग एक तिहाई इंच लम्बा हो जाता है तथा इसका सिर और धड़ तथा हाथ और पैर विकसित होने लगते हैं। भ्रूण को पोषण प्राप्त होने लगता है और अम्बिलिकल कॉर्ड तथा अपरा के माध्यम से वर्ज्य पदार्थ निस्तारित करता है। इस माह के अन्त तक यकृत तथा पाचन तन्त्र का विकास होने लगता है तथा हृदय में स्पन्दन प्रारम्भ होने लगता है।

द्वितीय माह

इस माह में हृदय का कार्य करना शुरू हो जाता है, वह पम्प करने लगता है और तन्त्रिका तन्त्र (मस्तिष्क तथा मेरुरज्जु सहित) का विकास होने लगता है। 1 इंच (2.5 सेमी) लम्बे भ्रूण शिशु में पूर्ण कार्टिलेज का कंकाल होता है जो इस माह के अन्त तक अस्थि कोशिकाओं द्वारा प्रतिस्थापित कर दिया जाता है। हाथ, पैर तथा अन्य सभी प्रमुख अंग दिखाई देने लगते हैं। चेहरा स्पष्ट होने लगता है। 8वें सप्ताह तक अण्डाणु को भ्रूण कहा जाता है।

तृतीय माह

तीसरे माह से अण्डाणु को 'भ्रूण शिशु' कहा जाता है। इस समय तक भ्रूण शिशु 4 इंच (10 सेमी) लम्बा तथा एक औंस (28 ग्राम) से थोड़ा अधिक भारी होता है। इस समय प्रमुख रक्तवाहिनियाँ तथा मुख का ऊपरी हिस्सा लगभग पूर्ण हो चुका होता है जिससे चेहरा मनुष्य की आकृति के रूप में परिवर्तित होने लगता है। अंगुलियाँ तथा अँगूठे स्पष्ट हो जाते हैं। अन्य सभी प्रमुख अंग बनने लगते हैं; गुर्दे क्रियाशील हो जाते हैं तथा हृदय के चार कोष्ठ (भाग) पूर्ण हो जाते हैं।

चतुर्थ माह

भ्रूण शिशु पैर चलाने तथा निगलने लगता है, यद्यपि इस स्थिति में अनेक स्त्रियों को उसकी गतिविधि का पता नहीं चल पाता है। 112 ग्राम का भ्रूण हो जाता है, शिशु सुन सकता है तथा मूत्र कर सकता है तथा सोने-जागने की क्रिया करने लगता है। इस समय तक लगभग सभी अंग बन जाते हैं, यद्यपि इनका विकास अगले पाँच महीनों तक होता रहता है। भ्रूण शिशु में त्वचा, भौंहें तथा बाल होते हैं।

पंचम माह

अब भ्रूण शिशु का भार 454 ग्राम तथा लम्बाई लगभग 8-12 इंच (20-30 सेमी) होती है। आन्तरिक अंगों के विकास के कारण भ्रूण शिशु की वृद्धि तीव्र हो जाती है। इस समय माता को शिशु के गतिमान होने का अनुभव होने लगता है और वह स्टेथेस्कोप की सहायता से उसकी हृदय की धड़कन सुन सकती है।

षष्ठम माह

यद्यपि अब तक फेफड़ों का पूर्ण विकास नहीं हो पाता है परन्तु इस महीने में जन्म लेने वाला शिशु विशेष देखभाल के साथ जीवित रह सकता है। इस समय भ्रूण शिशु का भार 454-681 ग्राम, रंग लाल, सिकुड़ा हुआ तथा सम्पूर्ण शरीर पर महीन रोयें होते हैं। अंगों के निरन्तर विकास के कारण भ्रूण शिशु बहुत तेजी से वृद्धि करता है।

सप्तम माह

इस माह में जन्म लेने वाले शिशु को जीवित रहने की प्रबल सम्भावना रहती है। भ्रूण शिशु इस मास में तेजी से वृद्धि करता है और इसका भार 1.3 किग्रा तक हो सकता है। अब भ्रूण शिशु अपने अंगूठे चूस सकता है तथा खुली आँखों से अपने चारों ओर के तरल कोख में देख सकता है।

अष्टम माह

इस माह में वृद्धि जारी रहती है परन्तु धीमी होती है क्योंकि शिशु गर्भाशय के अधिकांश स्थान को घेर लेता है। इस शिशु का भार 1.8–2.3 किग्रा तथा लम्बाई 16–18 इंच (40–45 सेमी) होती है। इस समय भ्रूण शिशु का सिर नीचे की ओर हो जाता है और अगले माह में जन्म लेने के लिए तैयार हो जाता है।

नवम माह

नियत तिथि के निकट आने के कारण एक सप्ताह में 227 ग्राम भार और बढ़ जाता है, भ्रूण शिशु माता के उदर के निचले हिस्से में पहुँच जाता है और जन्म लेने के लिए तैयार हो जाता है, जो गर्भकाल के 37वें तथा 42वें सप्ताह के बीच कभी भी हो सकता है। सर्वाधिक स्वस्थ शिशु का भार जन्म के समय 2.7–4 किग्रा तथा लम्बाई लगभग 20 इंच (47–53 सेमी) होती है।

गर्भावस्था के लक्षण क्या हैं?

प्रथम तिमाही (पहले से 14वें सप्ताह) में गर्भावस्था का प्रथम लक्षण रजोस्राव (मासिक धर्म) का न होना है। यद्यपि कुछ स्त्रियों में प्रारम्भ में रक्तस्राव हो जाता है जिसे प्रत्यारोपण रक्तस्राव (Implantation bleeding) कहते हैं। स्त्री का स्तन फूल जाता है तथा कोमल हो जाता है क्योंकि स्तन ग्रन्थियाँ स्तनपान हेतु तैयार होने लगती हैं। चूचुक बड़े होने लगते हैं और स्तन पर स्थित नसें स्पष्ट दिखाई देने लगती हैं। मितली तथा उल्टी इसके सामान्य लक्षण हैं जो प्रात: के समय अधिक होते हैं। प्रारम्भ के सप्ताहों में अनेक स्त्रियों को अत्याधिक थकान महसूस होती है। बार-बार मूत्र आता है तथा योनि से श्वेत रंग का क्रीम सदृश स्राव हो सकता है। कुछ स्त्रियों को कुछ विशिष्ट वस्तुएँ खाने की इच्छा होती है तथा सूँघने के प्रति अधिक संवेदनशीलता के कारण मितली अधिक आती है। शरीर का भार बढ़ना प्रारम्भ हो जाता है।

द्वितीय तिमाही (15वें–28वें सप्ताह) में स्त्री को देखने से ही गर्भ स्पष्ट रूप से दिखाई देने लगता है तथा स्त्री को गर्भाशय बढ़ा हुआ अनुभव होता है। चूचुक बड़े तथा गहरे, त्वचा का रंग गहरा हो सकता है तथा कुछ स्त्रियाँ प्लावित तथा गर्म अनुभव करती हैं। भूख में वृद्धि हो सकती है। 22वें सप्ताह तक अधिकतर स्त्रियों को बच्चे की गति का अनुभव होने लगता है। द्वितीय तिमाही में मितली तथा उल्टी में क्रमिक कमी हो जाती है तथा गर्भिणी महिला अधिक ऊर्जान्वित तथा ठीक महसूस करती है। शरीर में रक्त के आयतन में वृद्धि के कारण हृदय गति बढ़ जाती है।

तृतीय तिमाही (29वें–40वें सप्ताह) से अनेक महिलाओं को अनेक प्रकार के सामान्य लक्षण प्रतीत होते हैं। उदर, स्तन तथा जाँघ पर फटने के निशान विकसित हो सकते हैं तथा नाभि

से लेकर जघन बालों (Pubic hair) तक गहरी रेखाएँ दिखाई दे सकती हैं। चूचुकों से एक प्रकार का पतला तरल स्रावित हो सकता है। अनेक महिलाओं को गर्मी, जल्दी पसीना आना तथा आराम न मिल पाना अनुभव होता है। गर्भस्थ शिशु के पैर चलाने से तेज पीड़ा होती है तथा पीठ के निचले भाग में दर्द रहता है। अतिरिक्त भार बढ़ जाने के कारण महिलाओं को अधिक आराम की आवश्यकता होती है। ब्रैक्सटन हिक्स संकुचन तीव्र हो सकता है।

लगभग 36वें सप्ताह से प्रथम गर्भावस्था में जिसे 'लाइटनिंग' (बाद में गर्भावस्था की पुनरावृत्ति) कहते हैं, शिशु का सिर नीचे की ओर श्रोणि (पेड़ू) में जाता है। इससे ऊपरी उदर तथा फेफड़ों पर दबाव कम हो जाता है जिससे महिलाओं को श्वसन में सुविधा पहुँचती है। परन्तु इस नई स्थिति से मूत्राशय तथा मलाशय पर दबाव बढ़ जाता है।

औसत महिलाओं का भार गर्भावस्था के दौरान 12 किग्रा बढ़ जाता है, इसका 70% अन्तिम 20 सप्ताह में बढ़ता है। जन्म के समय औसतन स्वस्थ परिपक्व शिशु का भार 3.2 किग्रा तथा अपरा एवं अन्य तरल का सामूहिक भार 1.3 किग्रा अतिरिक्त होता है। महिलाओं के भार में वृद्धि का शेष भाग जल तथा वसा संचय के कारण होता है।

गर्भावस्था के प्रारूपिक सामान्य लक्षणों के अतिरिक्त कुछ स्त्रियाँ अन्य कठिनाइयों का अनुभव करती हैं जिससे उनमें चिड़चिड़ापन हो जाता है परन्तु प्रसव के पश्चात समाप्त होता है। आँतों में भोजन के धीरे-धीरे सरकने के कारण कब्ज़ (Constipation) हो सकती है। गर्भावस्था के अन्तिम समय में बवासीर तथा अम्लीयता सामान्य लक्षण हैं। मसूड़े अधिक संवेदनशील हो जाते हैं तथा उनसे सरलता से रक्तस्राव हो जाता है; आँखें शुष्क हो जाती है, कॉन्टेक्ट लेंस का प्रयोग कष्टदायक होता है। पाइका (भोजन के अतिरिक्त कुछ अन्य खाने की प्रबल इच्छा) सम्भव है। गर्भावस्था के द्वितीयार्ध में टखनों तथा नसों में सूजन की समस्या हो सकती है तथा चेहरे पर झाइयाँ दिखाई देती हैं।

गर्भावस्था के प्रारम्भिक लक्षण क्या होते हैं?

यदि किसी महिला में निम्नलिखित में से एक या उससे अधिक लक्षण परिलक्षित होते हैं तो वह गर्भिणी हो सकती है:

- रजोधर्म न होना।
- कम रजोधर्म होना अथवा धब्बे आना।
- स्तन के आकार में वृद्धि तथा भारीपन।
- थकान अनुभव होना।
- उदर विकार होना।
- सूजन अनुभव करना।
- बार-बार मूत्र आना।

इकाई 3

प्रसव-पूर्व देखभाल

गर्भावस्था के समय माता की देखभाल : प्रसव-पूर्व देखभाल

गर्भावस्था के समय की जाने वाली माता की देखभाल प्रसव-पूर्व देखभाल कहलाती है। प्रसव-पूर्व देखभाल का प्रमुख उद्देश्य प्रसव होने तक माता तथा शिशु को स्वस्थ रखना है। वस्तुतः इस प्रकार की देखभाल गर्भधारण से लेकर सम्पूर्ण गर्भावस्था तक की जानी चाहिए।

प्रसव-पूर्व निरीक्षण

जब माता को यह अनुभव हो कि वह गर्भवती हो गयी है तो उसे तुरन्त पंजीकरण करा लेना चाहिए। माता को चाहिए कि प्रसूति चिकित्सालय में प्रथम 7 माह तक प्रति माह कम से कम एक बार; अगले दो महीनों में प्रति माह कम से कम दो बार तथा यदि सब कुछ सामान्य रहे तो इसके पश्चात सप्ताह में एक बार अवश्य दिखाना चाहिए।

माता की स्थिति के अनुसार इसके अतिरिक्त भी दिखाया जा सकता है।

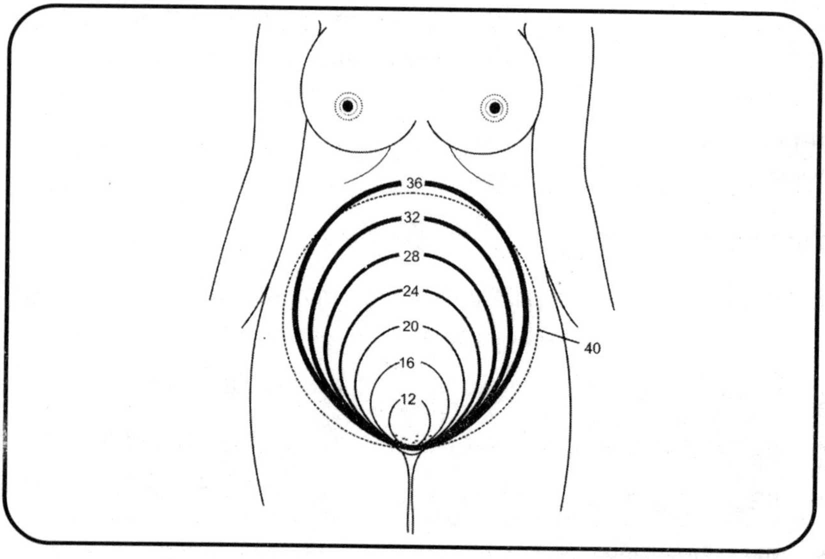

चित्र 3.1: गर्भावस्था के विभिन्न स्तरों पर गर्भाशयी बुध्नपरक ऊँचाई

माता के लिए रोधक सेवायें

प्रसव-पूर्व सेवायें (प्रसव से पूर्व) :

जब भी पहली बार दिखाएँ तो निम्नलिखित बातों का ध्यान रखें :

स्वास्थ्य का इतिहास :

पहचान : नाम, आयु, पता तथा सामाजिक-आर्थिक स्थिति।

प्रसूति इतिहास : ग्रेविडा, पारा, गर्भपात, सामान्य प्रसूति/एलएससीएस।

रजोधर्म इतिहास : एलएमपी, ईडीडी, गत माहवारी चक्र (ईडीडी का अनुमान नौ कैलेण्डर माह तथा अन्तिम माहवारी से 7 दिन जोड़ कर किया जाता है अर्थात अन्तिम माहवारी का पहला दिन)।

अवधि तथा शिकायत :

गत इतिहास : बीमारी, सर्जरी तथा एलर्जी।

पारिवारिक इतिहास : हाइपरटैंशन, मधुमेह मेलिटस, जुड़वाँ, असंगति।

शारीरिक परीक्षण :

सामान्य : ऊँचाई, भार, पोषण, रक्ताल्पता, पीलिया, थॉयराइड ग्रन्थि, धड़कन, रक्तचाप, हृदय तथा फेफड़े, दाँत, मसूड़े, शरीर में सूजन।

प्रसूति सम्बन्धी : स्तन, उदर-निशान, गर्भाशय का आकार, भ्रूण अंग, भ्रूण हृदय की धड़कन, गर्भावस्था की जाँच हेतु योनि परीक्षण, गर्भ का आकार, गर्भाशय की स्थिति, कोई अन्य विसंगति।

प्रयोगशाला परीक्षण

1. सम्पूर्ण मूत्र सम्बन्धी विश्लेषण।
2. मल परीक्षण।
3. सम्पूर्ण रक्त गणना।
4. सीरम परीक्षण-वीडीआरएल, एचआईवी, एलिसा (परामर्श एवं सहमति के पश्चात), एचबीएसएजी परीक्षण।
5. रक्त समूह तथा आरएच निर्धारण।

6. रक्त शर्करा-खाली पेट तथा भोजन के पश्चात।
7. पाप परीक्षण (यदि सुविधा उपलब्ध है)।
8. जी.सी. कल्चर (सूजाक परीक्षण यदि आवश्यक हो)।
9. पैल्विस का अल्ट्रासाउण्ड-इंट्रायूटेरिन गर्भावस्था हेतु।

भावी निरीक्षण पर

- शारीरिक परीक्षण (जैसे भार बढ़ना, रक्तचाप)।
- प्रयोगशाला परीक्षण में निम्नलिखित सम्मिलित होना चाहिए:
  - मूत्र परीक्षण।
  - हीमोग्लोबिन की जाँच।
- *भोजन सम्बन्धी सलाह :* ली जाने वाली कैलोरी की मात्रा 20% तक अर्थात 300 कैलोरी प्रति दिन बढ़ा देनी चाहिए।
- आवश्यकतानुसार आयरन, कैल्सियम तथा फोलिक अम्ल की आपूर्ति तथा चिकित्सा की व्यवस्था। आयरन तथा फोलिक अम्ल, एक टैबलेट प्रतिदिन रोग निरोध हेतु तथा चिकित्सीय परहेज के रूप में दो टैबलेट प्रतिदिन।
- टिटेनस रोधक टीकाकरण।
- पोषण, स्वास्थ्य, व्यायाम, विश्राम/निद्रा, स्तनों की देखभाल, सहवास, यात्रा, धूम्रपान, दाँतों की देखभाल, अपनी देखभाल, प्रसूति, पितृत्व, दुग्धस्त्राव तथा परिवार नियोजन पर सामूहिक अथवा वैयक्तिक निर्देश।
- आवश्यकतानुसार परामर्श सेवाएं।

'अत्यधिक जोखिम' दशा में देखभाल (Risk Approach)

प्रसव-पूर्व देखभाल का प्रमुख उद्देश्य गर्भिणी माता के एक विस्तृत समूह से "अत्यधिक जोखिम" की दशाओं की पहचान (यथाशीघ्र) तथा सभी माताओं हेतु उचित देखभाल की व्यवस्था करते समय उनकी बुद्धिमत्तापूर्ण देखभाल की व्यवस्था करना है। ये दशाएँ निम्न प्रकार हैं:

1. प्रौढ़ गर्भिणी (30 वर्ष तथा इससे अधिक), किशोर गर्भावस्था।
2. छोटे कद की गर्भिणी (140 सेमी या कम), रुग्ण मोटापा।

3. प्रसवपूर्व रक्तस्राव, सम्भावित गर्भपात।
4. प्राकगर्भाक्षेपक (Preeclampsia) तथा प्रसवाक्षेप (Eclampsia)।
5. रक्ताल्पता (हीमोग्लोबिन 50 प्रतिशत अथवा कम) अथवा आईयूजीआर के साथ भार कम बढ़ना।
6. जुड़वाँ, हाइड्रेमिनोस, मैलप्रेजेन्टेशन, सिफैलोपेल्विक अनुपातहीनता।
7. पूर्व शीघ्र-जन्म, अन्तर्गर्भाशयी मृत्यु, गर्भनाल का निस्तारण।
8. प्रौढ़ ग्रैंडमल्टीपैराज (मल्टीपैरा-जिसके दो या इससे अधिक बच्चे पैदा हो गये हों)।
9. लम्बित गर्भावस्था (प्रसव की सम्भावित तिथि के 14 दिन पश्चात)।
10. सिजेरियन अथवा यान्त्रिक प्रसव का पूर्व इतिहास।
11. सामान्य बीमारियों सहित गर्भावस्था जैसे कार्डियोवैस्कुलर बीमारी, गुर्दे की बीमारी, मधुमेह, क्षय रोग, यकृत की बीमारी आदि।

प्रसव-पूर्व सलाह (Prenatal Advice)

प्रसव-पूर्व सलाह प्रसव-पूर्व देखभाल का मुख्य घटक है। इस समय अन्य समय की अपेक्षा माता को अपने तथा अपने शिशु से सम्बन्धित सलाहों की विशेष आवश्यकता होती है। ''चर्चा के बिन्दु'' केवल गर्भ की समस्याओं तथा शिशु-जन्म से ही सम्बन्धित न होकर परिवार तथा शिशु के स्वास्थ्य की देखभाल से भी जुड़े होने चाहिए।

आहार : जनन हेतु ऊर्जा की आवश्यकता होती है। गर्भावस्था के दौरान सामान्य चयापचयी आवश्यकताओं की अपेक्षा लगभग 60,000 कि. कैलोरी अधिक ऊर्जा लगती है। दुग्धस्राव हेतु प्रतिदिन लगभग 55,000 कि. कैलोरी की आवश्यकता होती है। पुनः जन्म के समय का भार शिशु के जीवन से सम्बद्ध है तथा जन्म के समय का भार माता की गर्भावस्था के दौरान भार से सम्बद्ध है। औसतन एक सामान्य माता का भार गर्भावस्था के दौरान 12 किग्रा बढ़ जाता है। अनेक अध्ययनों से पता चला है कि गर्भावस्था के दौरान गरीब भारतीय माता का भार औसतन 6.5 किग्रा ही बढ़ता है। गर्भावस्था में अतिरिक्त कैलोरी तथा पोषण की आवश्यकता होती है। अतः माता की बढ़ी हुई आवश्यकता की पूर्ति हेतु गर्भावस्था तथा दुग्धस्रावण हेतु सन्तुलित एवं उचित आहार महत्त्वपूर्ण है।

व्यक्तिगत स्वास्थ्य : व्यक्तिगत स्वास्थ्य हेतु निम्नलिखित सलाह भी आवश्यक है:

- *व्यक्तिगत स्वच्छता :* प्रतिदिन स्नान करना तथा स्वच्छ वस्त्र धारण करें। बालों को भी साफ एवं स्वच्छ रखना चाहिए।

- *विश्राम एवं निद्रा :* 8 घण्टे की निद्रा तथा दोपहर के भोजन के पश्चात 2 घण्टे का विश्राम करना चाहिए।
- *आँत :* नियमित हरी पत्तेदार सब्जियों, फलों तथा अन्य तरल पेय द्वारा कब्ज समाप्ति का प्रयास करना चाहिए। कब्ज से मुक्ति हेतु जुल्लाब जैसे कब्जनिवारक का प्रयोग नहीं करना चाहिए।
- *व्यायाम :* घर में हल्के काम किये जा सकते हैं परन्तु गर्भावस्था के अन्तिम दिनों में भारी शारीरिक कार्य भ्रूण को हानि पहुँचा सकते हैं।
- *दाँतों की देखभाल :* मुख सम्बन्धी स्वास्थ्य की सलाह भी देनी चाहिए।

शरीर को पूर्ववत् रखने हेतु गर्भावस्था में व्यायाम

सम्पूर्ण गर्भावस्था के समय स्वस्थ रहने से अनेक लाभ हैं। पहली बात तो माता को अच्छा अनुभव होता है। व्यायाम के समय शरीर में बनने वाले एन्डार्फिन माता को प्रसन्न रखते हैं। नियमित अभ्यास से माता को दिन में ऊर्जा प्राप्त होती है तथा रात्रि में अच्छी नींद आती है। जब माता व्यायाम करती है तो वह अपने बढ़ते हुए शरीर को नियन्त्रित करने की अनुभूति पुनः प्राप्त कर लेती है जिससे सकारात्मक मनोवैज्ञानिक प्रभाव पड़ता है।

दूसरी बात, माता प्रसूति के लिए भली प्रकार तैयार हो जाती है। जन्म देने की प्रक्रिया शारीरिक रूप से कठिन होती है। इसके लिए क्षमता तथा शक्ति की आवश्यकता होती है। प्रसव-पूर्व व्यायाम द्वारा माता प्रसव हेतु शारीरिक रूप से तैयार हो जाती है। प्रसव के समय के लिए माता सुचारु रक्तप्रवाह की क्षमता तथा पेशियों की दृढ़ता जैसे श्रोणि सतह तथा चतु:शिरस्क (Quadriceps) दृढ़ीकरण क्षमता अर्जित कर लेती है। प्रसव देने वाली माता को बिना उचित प्रशिक्षण के मैराथन दौड़ में प्रदर्शन की इच्छा नहीं रखनी चाहिए। जो माताएँ सम्पूर्ण गर्भावस्था के दौरान नियमित व्यायाम करती हैं वे कठिनाई रहित शीघ्र प्रसव करती हैं तथा प्रसव के समय उन्हें बहुत कम परेशानी होती है।

तीसरी बात, माता शीघ्रता से प्रसव-पूर्व अपने शरीर को तैयार कर लेती हैं। अध्ययनों से पता चला है कि जिन माताओं ने सम्पूर्ण गर्भावस्था के दौरान नियमित व्यायाम किया था उनमें नियमित व्यायाम न करने वाली महिलाओं की अपेक्षा वसा का कम निर्माण हुआ। प्रसव के पश्चात माता को आराम मिला तथा माताएँ प्रसव के दौरान पड़ने वाले पेशीय निशानों से मुक्ति पाने हेतु पुनः व्यायाम कार्यक्रम में सम्मिलित हो सकीं।

अतः गर्भावस्था के दौरान किस प्रकार का व्यायाम उपयुक्त है ? यदि माताएँ गर्भधारण से पूर्व नियमित व्यायाम करती रही हैं तो माताएँ कुछ सावधानियों के साथ व्यायाम जारी रख

सकती हैं। परन्तु यदि माताओं ने अभी हाल ही में व्यायाम प्रारम्भ किया है तो उन्हें धीरे-धीरे व्यायाम करना चाहिए तथा शारीरिक क्षमता बढ़ने के साथ ही व्यायाम की गहनता में वृद्धि करनी चाहिए। व्यायाम प्रारम्भ करने का उत्तम उदाहरण टहलना है। मौसम के अनुसार घर से बाहर निकलें ताकि माता को स्वच्छ वायु तथा सूर्य का प्रकाश मिल सके। सामान्य रूप में सप्ताह में कम से कम 3 दिन 20-30 मिनट तक धीरे-धीरे टहलने की गति (3 से 3.5 मील प्रति घण्टा) रखें। शारीरिक क्षमता प्राप्त करने के उपरान्त गति तथा शक्ति बढ़ायें और ध्यान रखें कि प्रत्येक बार टहलने के पूर्व और पश्चात वार्म अप तथा कूल डाउन होने के लिए कम से कम 5 मिनट का समय लें। अगले दिन पेशियों की सिकुड़न तथा सुकुमारता समाप्त करने हेतु कार्य से पूर्व पाँच मिनट स्ट्रेचिंग करें।

गर्भावस्था के दौरान आदर्श व्यायाम में स्ट्रेचिंग तथा विश्राम, तेज चाल तथा स्थिर साइकिलिंग सम्मिलित हैं।

गर्भावस्था में माता द्वारा किसी भी प्रकार के व्यायाम के लिए कुछ मौलिक नियमों का पालन आवश्यक है। अपने शरीर को पूर्ववत रखने के लिए गर्भवती महिलाओं हेतु अमेरिकन कॉलेज ऑफ ऑब्सटेट्रिसियन्स एण्ड गाइनेकोलॉजिस्ट्स (एसीओजी) ने 1994 में कुछ दिशा-निर्देश जारी किये थे।

एसीओजी के अनुसार नियमित व्यायाम (कम से कम प्रति सप्ताह तीन दिन) अन्य कार्य की अपेक्षा श्रेयस्कर होता है।

- शरीर के आकार को स्थिर रखने के छोटे-मोटे प्रयास शरीर पर असामान्य तनाव डाल सकते हैं, व्यायाम के समय धड़कन पर ध्यान दें तथा हृदय की धड़कन 140 स्पन्द प्रति मिनट से अधिक न होने दें।
- श्रमसाध्य व्यायाम गर्भस्थ शिशु की धड़कन को खतरनाक स्तर तक बढ़ा सकता है। ध्यान रखें कि व्यायाम करते समय माता आराम से बातचीत कर सके, प्यास न होने पर भी व्यायाम के दौरान एवं पश्चात पर्याप्त मात्रा में पानी पीयें, व्यायाम के पश्चात तुरन्त आराम करें, 5 मिनट आराम करने के पश्चात 10 मिनट या इससे अधिक समय के लिए बायीं करवट लेट जायें। इससे हृदय तथा अपरा में रक्त प्रवाह सुचारु हो जाता है।
- अत्यधिक स्ट्रेचिंग से बचें क्योंकि इस अवस्था में संयोजी ऊतक सामान्य अवस्था की अपेक्षा अधिक कोमल होते हैं, ऐसे व्यायामों से बचें जिनसे पीठ पर तनाव पड़ता है जैसे ऊपर बैठना तथा पैर ऊपर रखना, 7 माह की गर्भावस्था में विशेष रूप से भारवाही व्यायाम जैसे जॉगिंग, रस्सी कूद, एरोबिक्स, नृत्य तथा दौड़ आदि व्यायाम कम करते जायें।

- थकान महसूस होने पर शरीर पर जोर न डालें तथा व्यायाम के दौरान नष्ट होने वाली कैलोरी की आपूर्ति हेतु स्वस्थ आहार लें।
- प्रथम तिमाही के बाद माताओं को पृष्ठीय (पीठ के बल) व्यायाम नहीं करने चाहिए ताकि शिशु की ओर प्रवाहित होने वाला रक्त कहीं मार्ग अन्तरित न कर दे।
- न्यून ऑक्सीजन की उपलब्धता के प्रति जागरूक : शरीर के लक्षणों पर विशेष ध्यान देना चाहिए तथा थकान महसूस होने पर माता को व्यायाम रोक देना चाहिए।
- अचानक दिशा परिवर्तन करने वाले तथा उदर को हानि पहुँचाने वाले व्यायाम नहीं करने चाहिए।
- माताओं को यह ध्यान में रखना चाहिए कि स्वस्थ शिशु को जन्म देने के लिए उन्हें गर्भावस्था के दौरान 300 कैलोरी अतिरिक्त ऊर्जा की आवश्यकता होती है; अत: व्यायाम के दौरान नष्ट होने वाली कैलोरी की अभिवृद्धि के लिए आवश्यकतानुसार कैलोरी लेने की मात्रा बढ़ा देनी चाहिए।
- आरामदायक ढीले-ढाले वस्त्र पहनने चाहिए।
- शरीर में पानी की कमी रोकने के लिए व्यायाम से पूर्व, व्यायाम के मध्य में तथा व्यायाम के पश्चात पर्याप्त मात्रा में पानी पीना चाहिए।

गर्भावस्था के दौरान तथा प्रसव पश्चात उदर की शक्ति महत्वपूर्ण है। प्रथम तिमाही के बाद, परम्परागत उदर की चरमराहट सामान्य है। सम्पूर्ण उदर की क्रियाशीलता बनाये रखने के लिए उदर, श्रोणि सतह तथा कूल्हे की पेशियों को आरामदेह मुद्रा में पशु आकृति (अगले हाथ तथा घुटने) की स्थिति में लायें। माताएँ श्वास छोड़ते समय पेट को कड़ा करके, उदर की नाभि को पीठ की ओर ले जायें तथा आरामदायक मुद्रा में श्वास छोड़ें। ध्यान रखें कि बिना श्रोणि सतह अथवा गर्भाशय पर दबाव डाले उदर पर तनाव डालें। माताएँ लगभग 45 अंश के कोण पर घुटनों को मोड़कर करवट की स्थिति में लेटकर ऑब्लीक्स (उदर की पेशियाँ जो धड़ के विकर्णवत जाती हैं) कर सकती हैं। माताओं को सिर तथा पसलियों को कूल्हे की अस्थि की ओर उठाते हुए श्वास छोड़नी चाहिए, कमर की ओर दबाव रखना चाहिए तथा प्रारम्भिक स्थिति की ओर पहुँचने के लिए श्वास लेनी चाहिए।

व्यायाम के दौरान किसी समय माता को चक्कर आने, श्वसन में कठिनाई, अत्यधिक तेज हृदय गति, सुन्न होना, झुनझुनी चढ़ना, योनि से रक्त अथवा किसी अन्य तरल का स्राव होना अथवा पेट में दर्द होने पर व्यायाम तुरन्त बन्द कर देना चाहिए।

केवल गर्भावस्था में

1. व्यायाम के दौरान हृदय गति 140 स्पन्द प्रति मिनट से अधिक नहीं होनी चाहिए।
2. कठिन व्यायाम 15 मिनट से अधिक नहीं करना चाहिए।
3. गर्भकाल के 4 माह पूर्ण होने के बाद चित अवस्था (पीठ के बल लेटकर) में कोई व्यायाम नहीं करना चाहिए।
4. कठोर तथा सहनीय व्यायाम के दौरान श्वसन आरामदायक होना चाहिए। साँस नहीं रोकनी चाहिए।
5. ली जाने वाली कैलोरी की मात्रा केवल गर्भकाल में बढ़ी कैलोरी के अनुसार ही न होकर व्यायाम द्वारा नष्ट कैलोरी की पूर्ति करने वाली भी होनी चाहिए।
6. माता के शरीर का आन्तरिक तापमान 38 डिग्री सेल्सियस (100.5 डिग्री फारेनहाइट) से अधिक नहीं होना चाहिए।

धूम्रपान : धूम्रपान बन्द अथवा अत्यन्त कम कर देना चाहिए। अत्यधिक धूम्रपान करने वाली गर्भिणी माता का शिशु औसत शिशु की अपेक्षा बहुत छोटा होता है तथा गर्भपात की भी सम्भावना रहती है।

लैंगिक सहवास : सहवास विशेष रूप से गर्भावस्था के अन्तिम 4 सप्ताहों में नहीं होना चाहिए।

तम्बाकू सेवन : तम्बाकू सेवन करने वाली माताओं के शिशु तम्बाकू न सेवन करने वाली माताओं के शिशु से अपेक्षाकृत छोटे पैदा होते हैं। तम्बाकू का सेवन पूरी तरह बन्द करना चाहिए।

एल्कोहल : अत्यधिक सेवन से भ्रूण विकृत हो सकता है। अत्यधिक एल्कोहल का सेवन करने वाली माता को गर्भधारण न करने अथवा गर्भपात के लिए प्रेरित किया जाना चाहिए।

स्तन की देखभाल : उपयुक्त क्रीम की मालिश द्वारा चूचुकों में कठोरता बढ़ानी चाहिए तथा उन पर पड़ने वाले निशान रोकने चाहिए।

यात्रा : गर्भावस्था के दौरान यात्रा करने पर कोई रोक नहीं है। तीसरी तिमाही के अन्तिम समय में लम्बी यात्रा से बचना चाहिए। प्रत्येक दो घण्टे की यात्रा में माता को थोड़ा-बहुत टहलना चाहिए।

औषधि सेवन : बिना चिकित्सकीय सलाह के माताओं को औषधियों का सेवन नहीं करना चाहिए। गर्भावस्था के दौरान कुछ औषधियाँ भ्रूण पर प्रतिकूल प्रभाव डालती हैं और भ्रूण विकृत हो सकता है। इनके उदाहरण हैं-स्ट्रेप्टोमाइसिन, आयोडाइड युक्त सामग्री, कॉर्टिकोस्टेरॉइड, टेट्रासाइक्लिन, पेथीडीन जैसी निश्चेतक औषधियाँ। कोई भी औषधि चिकित्सक की सलाह पर ही लेनी चाहिए।

विकिरण : विकिरण वृद्धि करते हुए भ्रूण के लिए सकारात्मक खतरा है। विकिरण का सामान्य स्त्रोत गर्भावस्था के दौरान उदर का एक्स-रे है। गर्भावस्था के प्रारम्भिक सप्ताहों में उदर का एक्स-रे परीक्षण भ्रूण को नुकसान पहुँचा सकता है; इसलिए गर्भावस्था के प्रथम 4 महीनों में उदर के एक्स-रे से बचना चाहिए।

चेतावनी सूचक : माताओं को स्पष्ट निर्देश देना चाहिए कि निम्नलिखित लक्षणों के दिखाई देने पर तुरन्त चिकित्सक को सूचित करें :

- पेट में दर्द।
- एम्नियाटिक थैली का फटना अथवा योनि से तरल स्राव होना।
- योनि से रक्तस्राव।
- 24 घण्टों के दौरान भ्रूण में गति न होना (पाँचवें माह के बाद)।
- लगातार सिरदर्द।
- अन्तिम तीन माह में पलकों, हाथों अथवा चेहरे पर सूजन।
- अन्तिम तीन महीनों में हल्का या धुँधला दिखाई देना।
- लगातार उल्टी आना।

विशिष्ट स्वास्थ्य सुरक्षा

अनुपूरक पोषण चिकित्सा : गर्भावस्था में रक्ताल्पता की सुगम पहचान तथा मात्रा के लिए डब्ल्यूएचओ हीमोग्लोबिन कलर स्केल का प्रयोग करना चाहिए। यह एक सस्ता तथा सरल कलर मैचिंग स्केल है जिसे डब्ल्यूएचओ द्वारा निर्मित किया गया है तथा उन क्षेत्रों में इसका प्रयोग किया जा सकता है जहाँ प्रयोगशाला की सुविधा नहीं है।

हीमोग्लोबिनोपैथी का प्रयोग उत्तर-पूर्वी भारत तथा देश के अन्य जनजातीय क्षेत्रों के लिए किया जा सकता है। सन्देहास्पद मरीजों को हीमोग्लोबिन इलेक्ट्रोफोरेसिस हेतु अन्यत्र भेजा जा

सकता है तथा सावधानीपूर्वक आयरन थेरेपी दी जा सकती है। गर्भावस्था के दौरान लौह तत्व की कमी हो जाती है और इसकी पूर्ति विशेषकर गर्भावस्था के द्वितीय अर्धक में सामान्य दैनिक भोजन से नहीं हो पाती है। 20 सप्ताह से पश्चात सभी गर्भवती माताओं को अनुपूरक आयरन थेरेपी की आवश्यकता होती है। हीमोग्लोबिन के 10 ग्राम% से ऊपर 60 मिग्रा एलीमेंटल आयरन वाले फेरस सल्फेट का एक टेबलेट पर्याप्त है। हीमोग्लोबिन का स्तर न्यून होने पर 2–3 टेबलेट प्रतिदिन के हिसाब से मात्रा आनुपातिक रूप से बढ़ानी चाहिए।

दिन में 6–10 बार अनाज तथा दालों का सेवन करना चाहिए। 3–5 बार सब्जियों का सेवन करना चाहिए, 2–3 बार फल, दूध एवं दुग्ध उत्पाद तथा मांसाहारी भोजन जैसे मछली, मुर्गा तथा मांस का सेवन करना चाहिए तथा इसके अतिरिक्त वसा, तेल तथा शर्करा का सेवन करना चाहिए। प्रत्येक बार 100 कैलोरी का विनिमय हो सकता है।

सामान्य विनिमय हैं :

अनाज विनिमय : 1 कटोरी पका चावल = 2 चपाती = 2 इडली = 2 ब्रेड की स्लाइस

सब्जी विनिमय : कोई भी सब्जी 100 ग्राम

दाल विनिमय : किसी भी दाल की आधी से तीन–चौथाई कटोरी

स्नैक्स विनिमय : 2 बडा में 100 कैलोरी अथवा 1 सैण्डविच या आधा कटोरी उपमा

*(**कटोरी** = 150 मिली क्षमता का एक छोटा बर्तन)*

घरेलू मानकों के अनुसार आहार निर्देशिका

वस्तु	मात्रा	प्रोटीन (ग्राम में)	ऊर्जा (कैलोरी में)
गाय का दूध	1 गिलास (200 मिली)	6	120
पका चावल	1 कप	4	175
रागी आटा	6 चम्मच	2	100
सत मिक्स	6 चम्मच	2.5	125
पकी दाल	1 चम्मच	0.5	10
अण्डा	1	6	80
मछली	1 औंस (10 सेमी टुकड़ा)	6	80
मटन	1 औंस (8 टुकड़े)	6	50
ब्रैड	1 औंस (1 स्लाइस)	2	70

क्रमश:

क्रमशः

डोसा	1	2	70
इडली	1	2	50
चपाती	1	2	70
पूरी	1	1	35
वडा/बोन्डा	1	1	50
उपमा	1 कप	6	250
शर्करा	1 चम्मच		20
गुड़/बूरा	1 चम्मच		20
घी/मक्खन	1 चम्मच		36
मसला आलू	1 चम्मच		40
प्लान्टेन/केला	1	0.5	50
मूँगफली	10	1	20
पापाडम/पापड़	1	0.5	20
बिस्किट	1	0.5	20
कॉफी	1 कप	1.8	80
चाय	1 कप	1	60

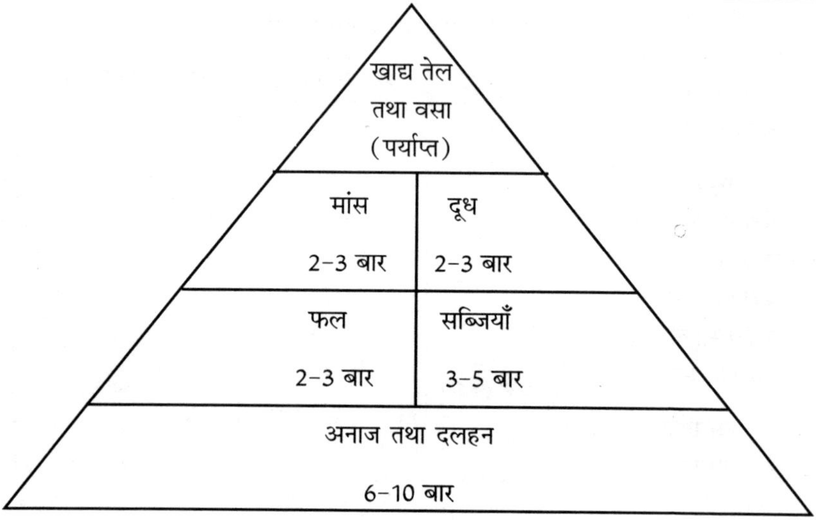

चित्र 3.2 : खाद्य निर्देशक त्रिकोण

खाद्य पदार्थों में विटामिन कम होने अथवा पकाये जाने के दौरान नष्ट होने के कारण 20वें सप्ताह के बाद निम्नलिखित तत्वों से युक्त अनुपूरक विटामिन के टैबलेट प्रतिदिन दिये जाने चाहिए:

आईसीएमआर अनुशंसित पोषक तत्वों की दैनिक आवश्यकता

50 किग्रा भार की भारतीय महिला हेतु	विलम्बित गर्भावस्था	दुग्धस्त्रावक
कैलोरी	2600	3000
प्रोटीन्स	60	70
कैल्सियम (ग्राम में)	1.5	2.0
आयरन (मिली ग्राम में)	60	30
विटामिन ए (आईयू)	3000–4000	3000–4000
विटामिन बी1 (मिली ग्राम में)	1–2	1–2
फोलिक अम्ल (माइक्रोग्राम में)	150–300	150–300
विटामिन बी12 (माइक्रोग्राम में)	1.5	1.5
विटामिन सी (मिली ग्राम में)	50	50
विटामिन डी (आईयू)	400–800	400–800

टिटेनस : टिटेनस का टीकाकरण करवाने से न केवल माता की रक्षा होती है बल्कि नवजात की भी रक्षा होती है। असुरक्षित महिलाओं को टिटेनस टॉक्सॉयड की 0.5 मिली की दो खुराक 6 सप्ताह के अन्तराल पर मांसपेशियों में दी जाती है, पहली खुराक 16–24 सप्ताह के बीच देनी चाहिए। पूर्व में टीकाकृत महिलाओं के लिए 0.5 मिली आईएम की एक बूस्टर खुराक अन्तिम तिमाही में देनी चाहिए।

सिफलिस : सिफलिस की शिकार माता के भ्रूण को गर्भावस्था के चौथे महीने से पूर्व संक्रमण नहीं होता है; यह संक्रमण प्राय: छठे महीने के बाद होता है। प्रसव-पूर्व चिकित्सालयों के जाँच की यह नियमित प्रक्रिया है कि वे प्रथम जाँच में सिफलिस की पहचान हेतु रक्त परीक्षण करवायें। क्योंकि माता सिफलिस का शिकार हो सकती है, अत: प्रारम्भिक अथवा अन्तिम गर्भावस्था के दौरान भी सिफलिस हेतु रक्त परीक्षण करवा लेना चाहिए। जन्मजात सिफलिस की रोकथाम सरल है। प्रोकेन पेन्सिलिन (600,000 यूनिट) के 10 इंजेक्शन पर्याप्त होते हैं।

आरएच स्थिति : प्रत्येक गर्भावस्था की स्थिति में यथाशीघ्र रक्त समूह का परीक्षण आवश्यक है। आरएच निगेटिव तथा ओ समूह की महिलाओं के साथ-साथ दुर्लभ रक्त वर्ग वालों का

गर्भकाल के 28वें सप्ताह में पुनः एन्टीबॉडीज की पहचान हेतु रक्त परीक्षण करवाना चाहिए। प्रसव-पूर्व देखभाल के अन्तर्गत आरएच एन्टीबॉडी की पहचान करना एक आवश्यक घटक होता है। सभी महिलाओं में खतरे स्तर तक आरएच संवेदनशीलता को रोकने के लिए 28वें तथा 34वें सप्ताह में आरएच इम्यूनोग्लोबिन 200 से 300 माइक्रो ग्राम अन्तरापेशी इंजेक्शन द्वारा तथा शिशु के आरएच पॉजिटिव होने पर प्रसव के उपरान्त एक अतिरिक्त खुराक देने की सलाह दी जाती है।

इकाई 4

सामान्य प्रसव (जन्म)

शिशु जन्म में दोनों चीजें प्रसव (जन्म देने की प्रक्रिया) तथा उत्पत्ति (पैदा होना) आती हैं। यह शिशु के कोख की नाल से नीचे उतरने तथा बाहरी दुनिया में आने की प्रक्रिया को इंगित करता है। विश्व स्वास्थ्य संगठन सामान्य जन्म को निम्न प्रकार परिभाषित करता है:

"प्रारम्भ में सहज, प्रसव के दौरान कम जोखिमपूर्ण तथा प्रसव एवं जन्म तक इसी प्रकार की स्थिति। शिशु शीर्ष स्थिति में गर्भधारण के पूर्ण 37 से 42 सप्ताह के बीच तत्काल जन्म लेता है। जन्म के उपरान्त माता तथा शिशु की दशा अच्छी रहती है।"

प्रथम प्रसूति के दौरान लगभग 14 घण्टे का समय लगता है तथा इसके पश्चात होने वाले प्रसव की अवधि लगभग 8 घण्टे होती है। परन्तु विभिन्न महिलाओं में यह समय कम या अधिक हो सकता है।

प्रसव को अवस्थाओं की शृंखला के रूप में वर्णित किया जा सकता है।

जन्म का प्रथम चरण : प्रसव

प्रसव के दौरान, सामान्यत : प्रथम प्रसव में जन्म का सर्वाधिक समय 12 से 24 घण्टे का है, गर्भाशय की पेशियों के संकुचन के कारण ग्रीवा विलुप्त (ग्रीवा का छोटा अथवा पतला होना; 0–100% पतला) तथा चौड़ा (ग्रीवा का मुखद्वार; सेंटीमीटर में व्यक्त) होने लगता है। प्रसव में प्रगति के सूचक के रूप में एक अन्य शब्दावली प्रयुक्त होती है जिसे शिशु का स्टेशन अथवा श्रोणि (कोख) की एक निश्चित अस्थि में स्थिति से सम्बन्धित शिशु के दर्शित भाग की स्थिति। इससे यह स्पष्ट होता है शिशु श्रोणि से कितना आगे आया अथवा चला तथा इसे प्राय: सेन्टीमीटर में श्रोणि के एक निश्चित बिन्दु ऊपर (ऋणात्मक) तथा नीचे (धनात्मक) में व्यक्त करते हैं।

ये सभी परिवर्तन क्रमश : ग्रीवा तथा योनि (अथवा जन्म नाल) के माध्यम से भ्रूण शिशु को सरकने तथा शरीर के बाहर आने की स्थिति दर्शाते हैं (चित्र 4.1)।

प्रसव प्रारम्भ होने के लक्षण निम्नलिखित हैं:

- एक निश्चित अन्तराल पर पीड़ादायक संकुचन।
- ग्रीवा का विलोपीकरण तथा/अथवा उत्सरण (फैलना)।

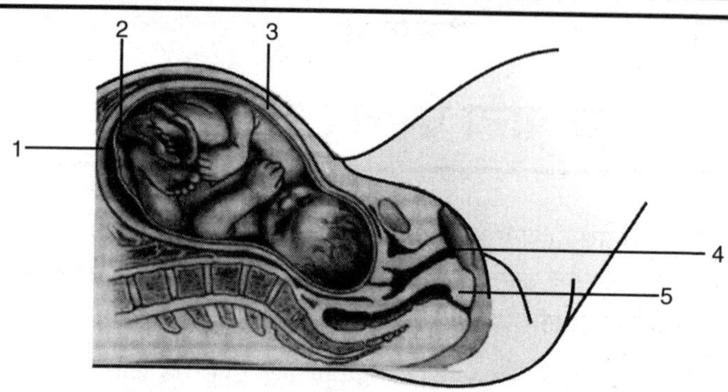

1. गर्भनाल 2. अम्बिलिकल कॉर्ड 3. गर्भाशय 4. योनि 5. ग्रीवा

चित्र 4.1 : चरण 1 – ग्रीवा का फैलना (Dilation)

- एम्निओटिक तरल का रिसाव।
- रक्तपूर्ण स्खलन अथवा "रक्तिम निदर्शन" (ग्रीवा से म्यूकस मिश्रित रक्त की कुछ मात्रा निकलना) द्वारा ज्ञात होता है कि प्रसव प्रारम्भ होने वाला है।
- झिल्लियों के फटने अथवा स्त्री के जल भंजन द्वारा यह स्पष्ट संकेत मिलता है कि कुछ अनुत्क्रमणीय हो रहा है। वास्तव में, 80 से 90% प्रतिशत महिलाएँ जिनकी झिल्ली फट चुकी होती है, वे 24 घण्टे के अन्दर स्वयं प्रसव के लिए जाती हैं।

परन्तु यह ध्यान रखना चाहिए कि वास्तव में प्रसव प्रारम्भ होने के काफी समय पूर्व संकुचन का अनुभव हो सकता है तथा गर्भावस्था की समाप्ति के कुछ सप्ताह पूर्व ग्रीवा का उत्सरण हो सकता है।

कृत्रिम प्रसव पीड़ाः यह गर्भाशय का अपर्याप्त संकुचन अथवा आँतों, मूत्राशय तथा उदर की दीवार पेशियों की पीड़ादायक लहर है। यह नियत अवधि के कुछ दिन पूर्व से माह में उभरता है। इससे मरीज को थकान जैसा कष्टप्रद अनुभव होता है। इसके लिए परामर्श के अनुसार एक अथवा किसी प्रभावकारी शामक या दर्दनिवारक का प्रयोग किया जाता है।

वास्तविक प्रसव	कृत्रिम प्रसव
नियमित अन्तराल पर पीड़ा	अनियमित
अन्तराल धीरे–धीरे कम होता जाता है	कोई परिवर्तन नहीं
अवधि तथा तीव्रता बढ़ती है	कोई परिवर्तन नहीं

क्रमशः

क्रमशः

पीठ में दर्द प्रारम्भ होता है जो आगे की ओर बढ़ता है	प्रायः आगे दर्द होता है
टहलने से तीव्रता बढ़ती है	कोई परिवर्तन नहीं
गर्भाशय की कठोरता तथा पीड़ा की तीव्रता के मध्य सम्बन्ध	कोई सम्बन्ध नहीं
कभी-कभी रक्तिम स्राव होना	कोई स्राव नहीं
ग्रीवा का उन्मूलन तथा फैलना	ग्रीवा में कोई परिवर्तन नहीं
दर्दनिवारक से पीड़ा कम नहीं होती है	कुशल दर्दनिवारक से पीड़ा समाप्त हो जाती है

जन्म के प्रथम चरण को प्रायः तीन श्रेणियों में बाँटा जाता है : प्रारम्भिक, सक्रिय तथा संक्रमण काल। इन तीनों श्रेणियों का सारांश निम्नलिखित तालिका में प्रदर्शित है:

	लम्बाई	प्रसार	संकुचन
प्रारम्भिक प्रसव	2-9 घण्टे	0-4 सेमी	30 से 60 सेकण्ड की अवधि 20-30 मिनट अलग से प्रारम्भ तथा धीमा होता है परन्तु क्रमशः शीघ्र आवृत्ति और तेज होती है; इस चरण के अन्त में 5 मिनट अलग से।
सक्रिय प्रसव	शेष प्रसव प्रारम्भिक प्रसव से शीघ्र	4-8 सेमी	45 से 60 सेकण्ड अलग से तथा तीव्र, जल्दी ही उत्कर्ष पर। एक बार जल भंजन होने पर संकुचन लगातार तीव्रतर होता जाता है।
संक्रमण काल	10-90 मिनट	8-10 सेमी	60 से 90 सेकण्ड की अवधि। ये संकुचन जो अचानक तेज तथा एक बार से अधिक होते हैं वे 1 तथा 1.5 से 2 मिनट अलग समय लेते हैं। ऐसा अनुभव हो सकता है कि संकुचन एक-दूसरे के ठीक ऊपर हो रहा है।

संक्रमण काल प्रसव के प्रथम चरण के पूर्ण होने का सूचक है तथा माता एवं शिशु जन्म के दूसरे चरण (प्रसव) में प्रवेश करने वाले हैं।

जन्म का द्वितीय चरण : प्रसव (Delivery)

जन्म के द्वितीय चरण में शिशु के बाहरी दुनिया में आने का मार्ग सम्मिलित है।

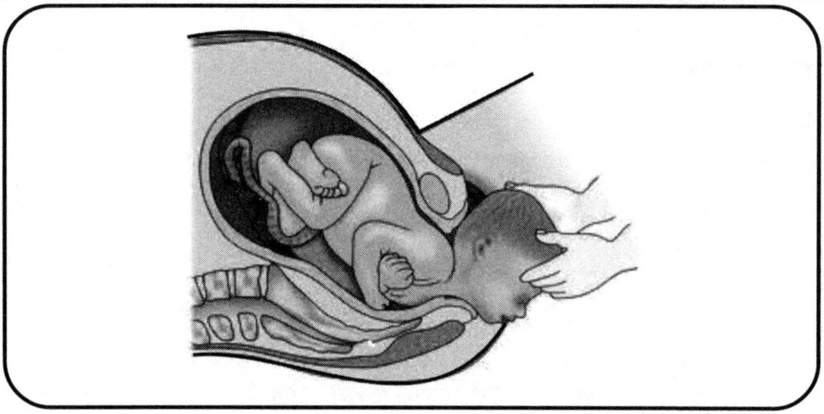

चित्र 4.2 : चरण 2–भ्रूण शिशु का निष्कासन

जब माता प्रसव के दूसरे चरण में प्रवेश करती है तो शिशु का सिर ग्रीवा के ऊपर दिखाई देता है। गर्भाशय का संकुचन प्रबल हो जाता है। शिशु योनि में नीचे की ओर आता है जिससे उदर की पेशियों के संकुचन तथा माता द्वारा बाहर धकेलने की क्रिया सहायक होती है। माता द्वारा सक्रिय रूप से दबाव बढ़ाना प्रसव के इस चरण में महत्त्वपूर्ण होता है।

जब शिशु का सिर योनि के मुखद्वार पर दिखाई देने लगता है तो जन्म की क्रिया पूर्ण होने के समीप होती है। सर्वप्रथम सिर श्रोणि अस्थि के नीचे की ओर आता है। यह योनि के निचले भाग को भर देता है तथा पेरीनियम (योनि तथा मलद्वार के बीच के ऊतक) को फैलाता है। इस स्थिति को 'क्राउनिंग' (मुकुटीकरण) कहते हैं, क्योंकि केवल सिर का ऊपरी भाग ही दिखाई देता है। जब पूरा सिर बाहर आ जाता है तो इसके पश्चात कन्धे निकलते हैं। शिशु का शेष शरीर सरलता से बाहर आ जाता है और नाभि नाल काटी जाती है।

भगच्छेदन (Episiotomy)

जैसे ही शिशु का सिर दिखाई देता है, तो पेरीनियम इतनी तंग फैलती है कि शिशु की प्रगति धीमी हो जाती है। यदि माता की त्वचा के फटने का खतरा हो तो चिकित्सक पेरीनियम में एक छोटा चीरा लगाकर योनि द्वार को चौड़ा कर सकते हैं। इसे भगच्छेदन कहा जाता है। यह प्रक्रिया स्थानीय निश्चेतक की सहायता से सम्पन्न होती है। एक बार भगच्छेदन होने पर कुछ ही धक्कों में शिशु बाहर आ जाता है।

विश्व स्वास्थ्य संगठन के अनुसार प्रसव की प्रक्रिया 45 मिनट अथवा 1 घण्टे के अन्दर समाप्त हो जाती है बशर्ते इसमें कोई जटिलता न हो।

इसके पश्चात जन्म तीसरे चरण, प्रसव पश्चात अर्थात गर्भनाल में प्रवेश करता है।

जन्म का तीसरा चरण

जन्म के तीसरे चरण में गर्भनाल पृथक्करण की अवस्था होती है; इसका निचले खण्ड में अवरोहण होता है तथा अन्त में झिल्ली सहित बाहर आ जाता है।

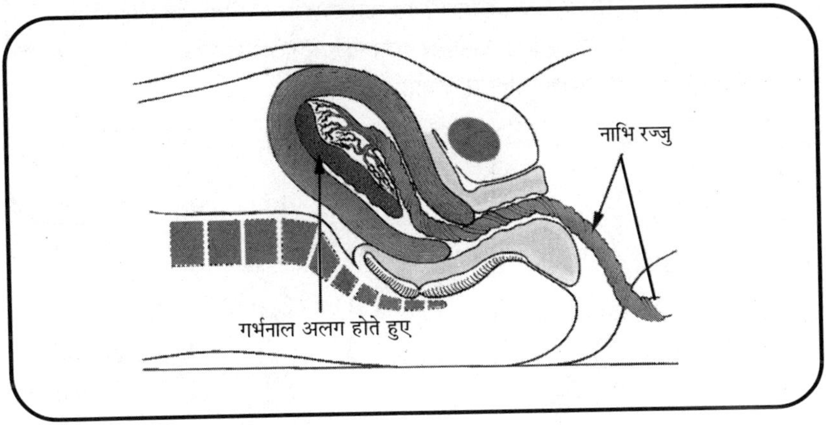

चित्र 4.3 : चरण 3–गर्भनाल का पृथक्करण

प्रसव के अन्तिम चरण में, गर्भनाल गर्भाशय के संकुचन द्वारा योनि से बाहर निकाल ली जाती है। गर्भनाल आकार में गोल तथा लगभग 10 इंच व्यास में होती है। यह गर्भाशय की दीवार से जुड़ी होती है तथा सम्पूर्ण गर्भावस्था के दौरान माता से पोषण प्राप्त कर भ्रूण शिशु तक पहुँचाती है। गर्भाशय के निरन्तर संकुचन के फलस्वरूप यह गर्भाशय से अलग हो जाती है। सम्पूर्ण गर्भनाल का गर्भाशय से पूरी तरह निकलना आवश्यक होता है। यदि ऐसा नहीं होता है तो प्रसव पश्चात सामान्य होने वाला रक्तस्राव भीषण रूप ले सकता है।

नितम्ब (Breech) प्रस्तुतीकरण

कभी-कभी प्रसव प्रारम्भ होते समय शिशु 'नितम्ब' अवस्था में होते हैं। नितम्ब अवस्था में शिशु का सिर ग्रीवा के विरुद्ध दबाव की स्थिति में नहीं होता है। इसके बजाय सिर के स्थान पर शिशु का निचला हिस्सा अथवा पैर जन्म नलिका में प्रवेश करता है। नितम्ब प्रस्तुतीकरण को प्रसव-पूर्व काल में उपचारित करना उत्तम रहता है। प्रसूति चिकित्सक वर्सन तकनीक द्वारा शिशु के सिर को नीचे की ओर घुमाने का प्रयास कर सकते हैं। यह क्रिया गर्भावस्था की आधी अवधि तक सफल हो पाती है।

नितम्ब प्रस्तुतीकरण की दशा में योनि द्वारा प्रसव सिर प्रस्तुतीकरण की अपेक्षा अधिक खतरनाक होता है तथा माता एवं देखरेख करने वाले चिकित्सक को निर्णय करना होता है कि वे प्रसव सिजेरियन विधि से करवायें अथवा योनि मार्ग द्वारा सामान्य विधि से। खतरे की गम्भीरता नितम्ब प्रस्तुतीकरण के प्रकार पर निर्भर करती है जो तीन प्रकार की होती हैं। फ्रैंक नितम्ब (शिशु के पैर शरीर की उल्टी दिशा में मुड़े होना) साधारण है और योनि प्रसव के लिए सर्वाधिक सुरक्षित है। दूसरा प्रकार पूर्ण नितम्ब (जिसमें शिशु का पैर शरीर के तिर्यक तथा सामने होता है) तथा फूटलिंग नितम्ब (जिसमें एक या दोनों पैर जन्म नाल में प्रवेश करने की स्थिति में होते हैं) है जो योनि प्रसव के लिए सुरक्षित नहीं माने जाते हैं।

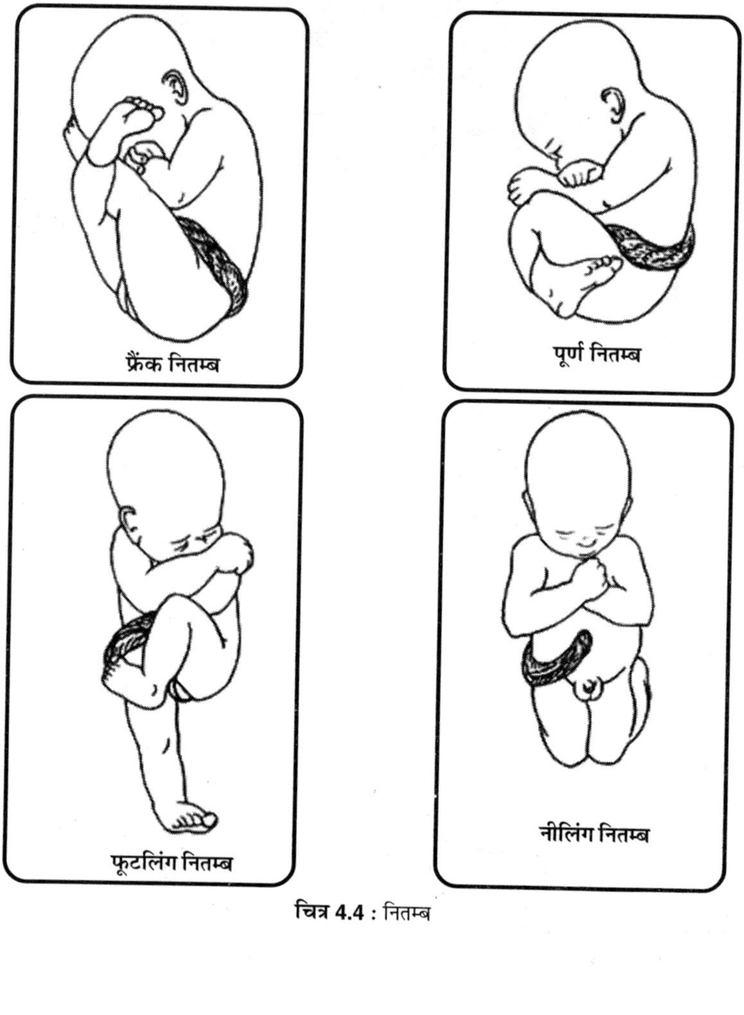

चित्र 4.4 : नितम्ब

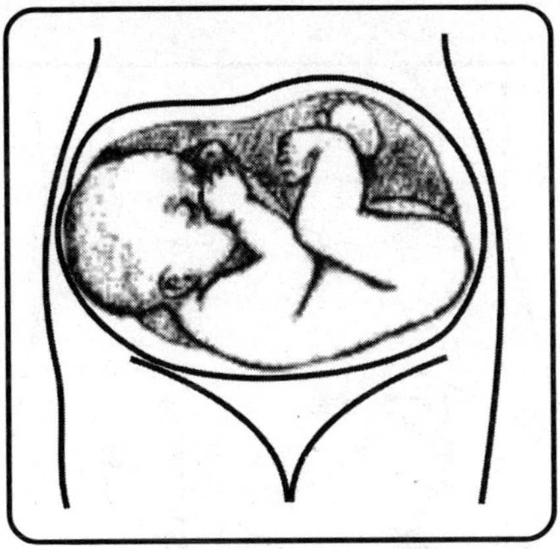

चित्र 4.5 : आड़ी स्थिति

पूर्ण नितम्ब में भी योनि प्रसव द्वारा जन्म कराते समय अन्य तथ्यों को ध्यान में रखना चाहिए। अल्ट्रासाउण्ड द्वारा परीक्षण कर लेना चाहिए कि शिशु का सिर असामान्य रूप से बड़ा न हो तथा सिर पीछे की ओर (हाइपर एक्सटेंडेड) न होकर आगे की ओर झुका (मुड़ा) हो। प्रसव की प्रगति का निरीक्षण तथा भ्रूण शिशु की निगरानी भी महत्त्वपूर्ण हैं। प्रसव की प्रक्रिया धीमी होना अथवा कोख से शरीर निकलने में किसी कठिनाई का संकेत होने पर सिजेरियन द्वारा प्रसव करना सुरक्षित रहता है।

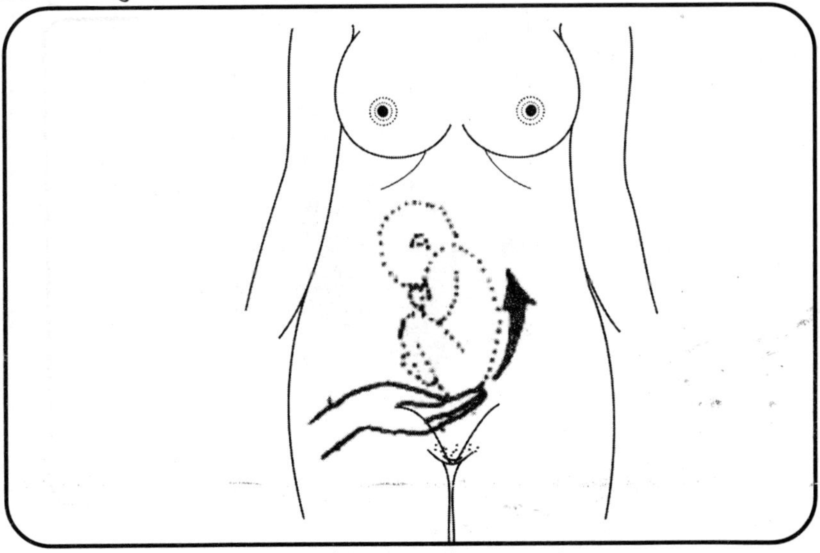

A. एलएसटी (बायाँ सेक्ट्रम ट्रांसवर्स) नितम्ब का निष्कासन

क्रमशः

क्रमशः

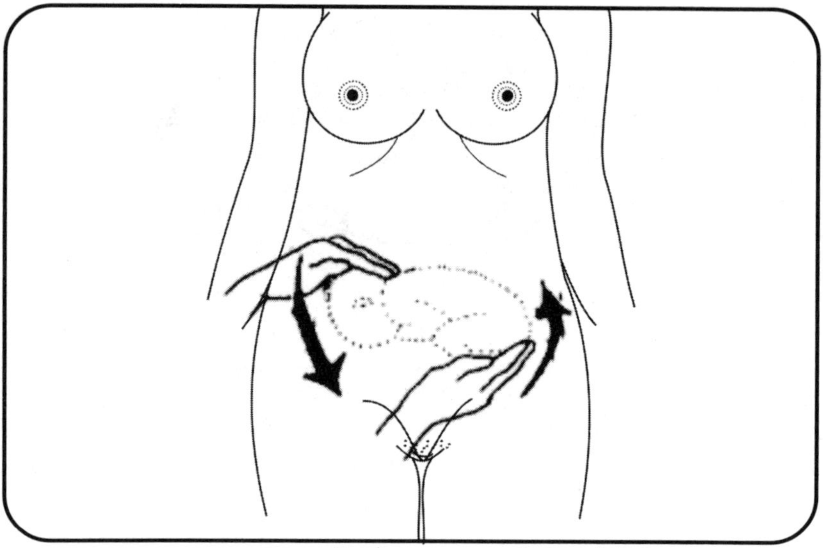

B. अग्रसारित सोमरसाल्ट, एलएसटी की आड़ी स्थिति

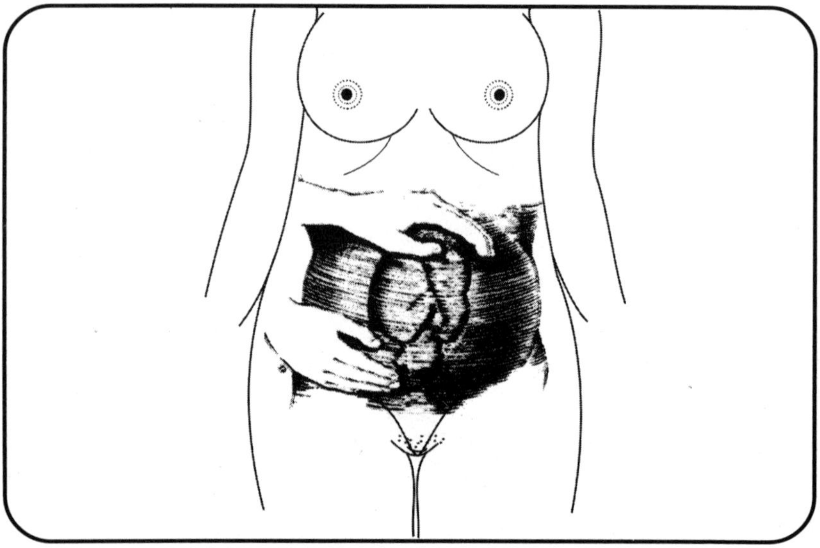

C. अग्रसारित सोमरसाल्ट पूर्ण होने पर आरओआई की आड़ी स्थिति

चित्र 4.6 : बाह्य संस्करण

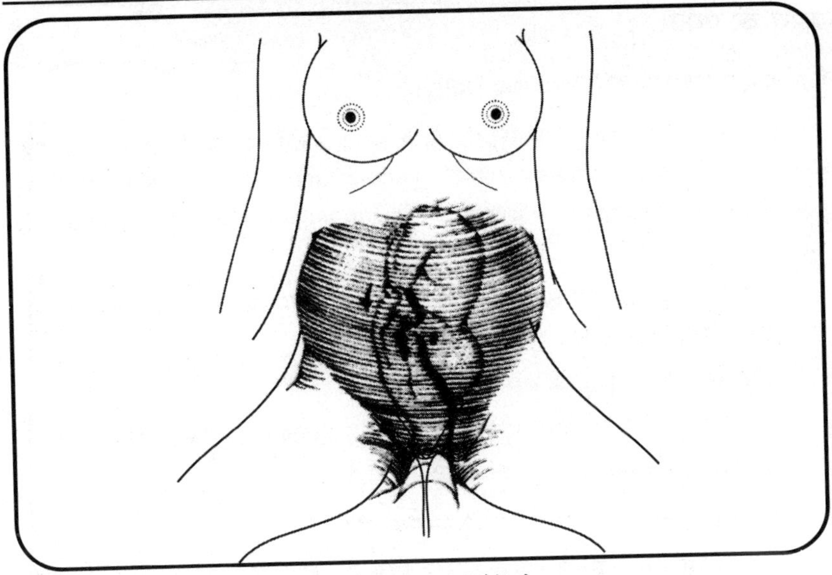

A. मस्तिष्क प्रस्तुतीकरण, दोनों पैरों को पकड़ना

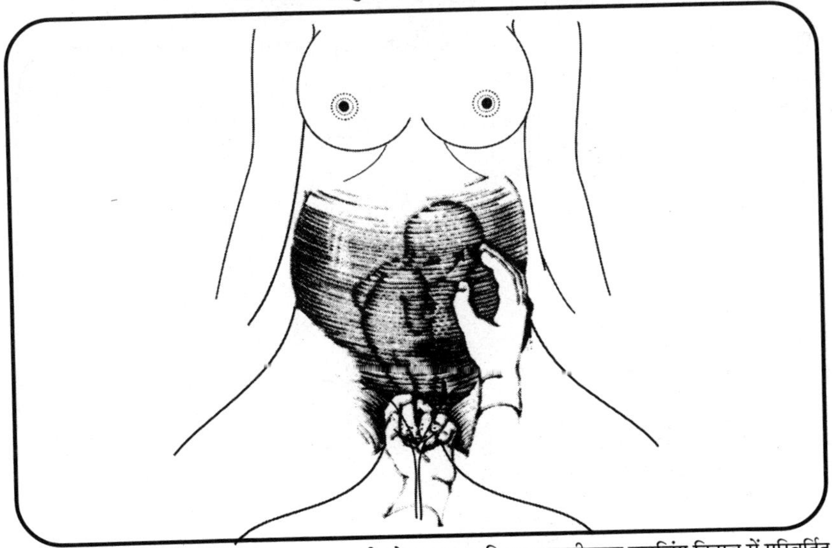

B. पैर को नीचे की ओर खींचना। सिर पर ऊपर की ओर दबाव। मस्तिष्क प्रस्तुतीकरण फुटलिंग नितम्ब में परिवर्तित होना।

चित्र 4.7 : आन्तरिक पोडैलिक संस्करण

प्रसव के प्रकार

फोर्सेप्स (संदंश) प्रसव (Forceps Delivery)

यदि प्रसव जैसा होना चाहिए वैसा नहीं हो रहा है अथवा यदि शिशु कष्ट में हो तो चिकित्सक संदंश प्रसव की सहायता ले सकते हैं। फोर्सेप्स चम्मच के आकार का एक उपकरण होता है जो सलाद के चिमटे जैसा होता है। इसे शिशु के सिर के ऊपर लगाकर चिकित्सक शिशु को योनि से धीरे-धीरे बाहर करता है।

फोर्सेप्स का प्रयोग ग्रीवा के पूर्ण रूप से चौड़ा होने के पश्चात किया जा सकता है और निम्नलिखित स्थितियों में इसकी आवश्यकता पड़ सकती है:

- नाभि जन्म नाल में शिशु के सम्मुख नीचे उतर जाये।
- शिशु इतना बड़ा हो कि जन्म नाल से बिना किसी सहायता के न निकल सके।
- शिशु के कष्ट में होने के संकेत दिखाई दें।
- माता इतनी थकी हो कि धक्का देने में असमर्थ हो।

शिशु के सिर पर फोर्सेप्स लगाने से पूर्व माता को दर्दनिवारक अथवा निश्चेतक देना चाहिए। चिकित्सक माता के मूत्राशय को खाली करने के लिए कैथेटर का प्रयोग कर सकते हैं और तथा पेरीनियल भाग को साफ करने के लिए साबुन के पानी का प्रयोग कर सकते हैं। फोर्सेप्स प्रसव के पूर्व प्रायः भगच्छेदन की क्रिया अपनाई जाती है यद्यपि चीर-फाड़ इसमें भी करनी पड़ती है।

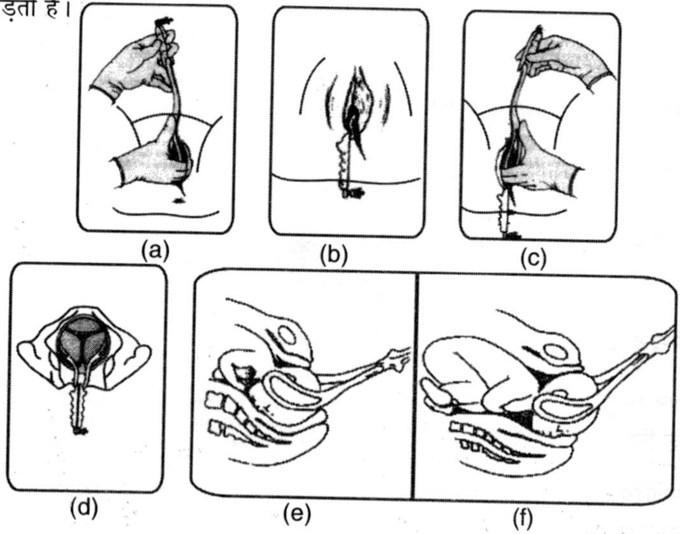

चित्र 4.8 : फोर्सेप्स प्रसव के चरण

प्रसूति विशेषज्ञ आधे फोर्सेप्स को एक साथ योनि में शिशु के सिर के पास प्रवेश कराता है और शिशु के सिर को धीरे से पकड़ लेता है। जब दोनों भुजाएँ सही स्थान पर व्यवस्थित हो जाती हैं तो और गर्भाशय सिकुड़ता है तो जन्म नाल से शिशु को फोर्सेप्स की सहायता से खींचता है। कभी-कभी अगले संकोचन के पश्चात शिशु का प्रसव कराया जा सकता है।

फोर्सेप्स प्रसव की आवृत्ति भिन्न-भिन्न अस्पतालों में भिन्न-भिन्न होती है जो स्टाफ के अनुभव और अस्पताल में दिये जाने वाले निश्चेतक के प्रकार पर निर्भर करती है। कुछ चिकित्सक सिजेरियन से बचने के लिए फोर्सेप्स प्रसव को प्रमुखता देते हैं। परन्तु कुछ प्रसूति विशेषज्ञ फोर्सेप्स का प्रयोग बिल्कुल नहीं करते हैं।

फोर्सेप्स प्रसव से जटिलताएं उत्पन्न हो सकती हैं। कभी-कभी इससे तन्त्रिकाओं को क्षति पहुँच सकती है अथवा शिशु के चेहरे पर खरोंच आ सकती है। जब किसी अनुभवी चिकित्सक द्वारा इसका प्रयोग किया जाता है तो कष्ट में पड़े शिशु के जीवन की रक्षा भी हो सकती है।

निर्वात-सहायक प्रसव (Vacuum-assisted Delivery)

जन्म नाल से शिशु को बाहर निकालने की यह विधि फोर्सेप्स के उत्तम विकल्प के रूप में अपनाई जाती है। निर्वात-सहायक प्रसव केवल उसी समय प्रयोग किया जा सकता है जब ग्रीवा पूर्ण रूप से चौड़ी (फैली हुई) हो तथा भ्रूण शिशु का सिर कोख से नीचे की ओर उतरा हो। इस प्रक्रिया में चिकित्सक वैक्यूम एक्सट्रैक्टर नामक उपकरण का प्रयोग करता है जिसमें रबड़ अथवा प्लास्टिक के एक बड़े कप को शिशु के सिर के पास लाया जाता है। एक पम्प द्वारा चूषण कराने पर वह कप शिशु के सिर को पकड़ लेता है और धीरे-धीरे जन्म नाल से शिशु को बाहर निकाला जाता है। पम्प द्वारा चूषण कार्य से शिशु के सिर पर खरोंच आ सकती है परन्तु यह एक-दो दिन में समाप्त हो जाती है।

वैक्यूम एक्सट्रैक्टर फोर्सेप्स की भाँति माता को क्षति नहीं पहुँचाता है और यह शिशु को कोख से गुजरने के लिए पर्याप्त स्थान प्रदान करता है। परन्तु, निर्वात-सहायक जन्म के दौरान चूषण से समस्याएँ उत्पन्न हो सकती हैं अतः शिशु को शीघ्रता से बाहर निकालने की आवश्यकता पड़ने पर फोर्सेप्स का चयन उत्तम रहता है (चित्र 4.9)।

सिजेरियन भाग

सिजेरियन भाग जिसे सी-सेक्शन भी कहा जाता है, एक शल्य विधि है जिसमें शिशु को प्रसव कराने के लिए माता के उदर तथा गर्भाशय में एक चीरा लगाया जाता है।

सिजेरियन क्रिया उस समय अपनाई जाती है जब असामान्य दशाएँ प्रसव तथा योनि प्रसव को जटिल बना देती हैं और माता अथवा शिशु के जीवन और स्वास्थ्य को खतरा होता है। भारत

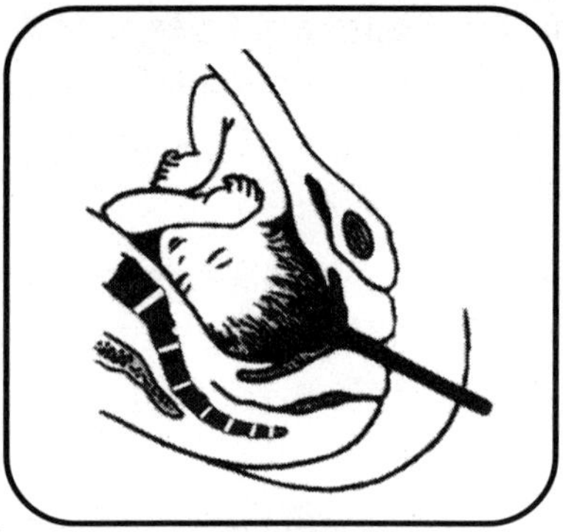

क. बाह्य तथा पीछे की ओर ट्रैक्शन

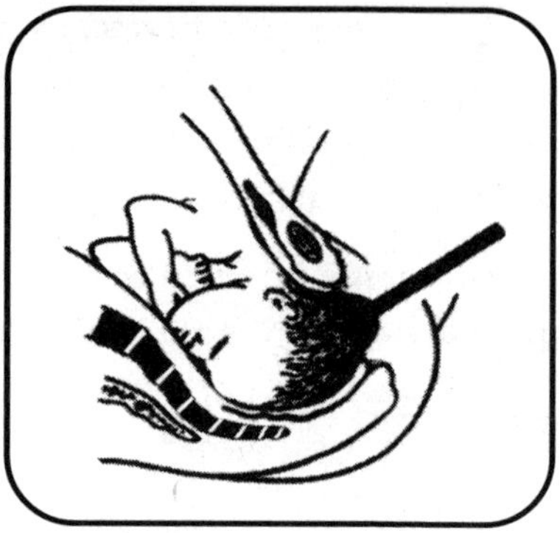

ख. बाह्य तथा अनुप्रस्थ ट्रैक्शन

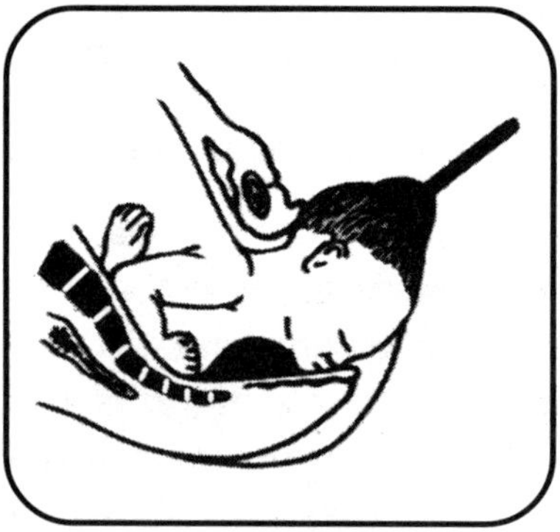

ग. अग्र तथा बाह्य ट्रैक्शन

चित्र 4.9 : वैक्यूम एक्सट्रैक्टर ट्रैक्शन

में प्रतिवर्ष लगभग प्रत्येक 4 शिशु प्रसव में 1 प्रसव सिजेरियन द्वारा होता है जिसकी कुल संख्या लगभग 6.25 मिलियन प्रति वर्ष है [सन्दर्भ : नेशनल नियोनेटल-पेरिनेटोलॉजी डाटाबेस 2000 (16 केन्द्रों के डाटा का संकलन)]। यह प्रक्रिया वहाँ अपनाई जाती है जहाँ माता का पूर्व में सी-सेक्शन हुआ हो तथा चीरा लगाने वाला स्थान दुर्बल हो गया हो।

1. डिस्टोसिया अथवा कठिन प्रसव। कठिन प्रसव निम्नलिखित तीन दशाओं में से किसी एक के कारण हो सकता है, माता के जन्म नाल में असामान्यता, भ्रूण शिशु की स्थिति में असामान्यता, प्रसव में असामान्यता तथा दुर्बलता अथवा अनियमित संकोचन।

2. एक अन्य प्रमुख कारक है भ्रूण शिशु का कष्ट (Foetal distress) में होना, यह ऐसी दशा है जिसमें भ्रूण शिशु को पर्याप्त ऑक्सीजन नहीं मिलती है। ऑक्सीजन की कमी से भ्रूण शिशु का मस्तिष्क क्षतिग्रस्त हो सकता है। फीटल डिस्ट्रेस प्रायः भ्रूण शिशु की स्थिति

की असामान्यता अथवा जन्म नाल में असामान्यता के कारण हो सकता है जिससे गर्भनाल द्वारा रक्त का प्रवाह धीमा हो जाता है।

3. कुछ अन्य दशाओं में भी सी-सेक्शन का परामर्श दिया जाता है जैसे माता की योनि में छाजन (Herpes), हाइपरटेंशन (उच्च रक्तदाब) तथा मधुमेह हो।

प्रसव में देखभाल के कुछ सामान्य पहलू

प्रसव का स्थान

माता के प्रसव का स्थान सुरक्षित हो तथा जहाँ पर उचित देखभाल की अधिकतम सुविधाएँ उपलब्ध हों। कम जोखिम वाली गर्भवती महिलाओं हेतु कस्बों में छोटे प्रसव चिकित्सा केन्द्र अथवा प्रसव केन्द्र अथवा किसी बड़े अस्पताल की प्रसूति इकाई उपयुक्त होती है।

प्रसव के दौरान माता के स्वस्थ होने का आकलन

प्रसव जहाँ कहीं भी हो, माता तथा उसकी देखभाल करने वाले के बीच सौहार्दपूर्ण सम्बन्ध महत्त्वपूर्ण भूमिका निभाता है चाहे वे आपस में पूर्वपरिचित हों या न हों। संस्थानात्मक देखभाल की अपेक्षा करने वाली गर्भवती माता का उचित स्वागत उसके और उसके परिवार के विश्वास स्तर में वृद्धि करता है और उसका परिवार उस स्थान को सर्वथा उपयुक्त मानता है।

प्रसव तथा जन्म की पूरी प्रक्रिया में माता की शारीरिक एवं भावनात्मक स्थिति का नियमित आकलन आवश्यक होता है। इसके अन्तर्गत तापमान नापना, धड़कन तथा रक्तदाब, लिये जाने वाले तरल तथा मूत्र का निष्कासन, दर्द का अनुमान लगाना तथा सहायता की आवश्यकता आदि आते हैं। यह निगरानी जन्म की प्रक्रिया सम्पन्न होने तक निरन्तर रखनी चाहिए।

माता के स्वस्थ होने की निगरानी के अन्तर्गत प्रसव के दौरान गोपनीयता, उपयुक्त साथी के चयन की स्वतन्त्रता तथा प्रसव कक्ष में अवांछित व्यक्ति का प्रवेश निषेध भी सम्मिलित हैं।

सामान्य प्रसव का प्रबन्धन

सामान्य प्रसव का उद्देश्य न्यूनतम सक्रिय सहायता के साथ अधिकतम निरीक्षण है। इसका उद्देश्य सामान्यता को बनाये रखना तथा स्थिति सामान्य न होने की स्थिति की यथाशीघ्र पहचान करना है।

एन्टीसेप्टिक तथा एसेप्सिस : रोगी की सावधानीपूर्ण शल्य सफाई तथा एसेप्सिस और प्रसव प्रक्रिया में संलग्न सहायताकर्मियों की उपलब्धता होनी चाहिए।

रोगी की देखभाल : जब गर्भाशय गुहा निःसंक्रमित हो तथा ऊपरी योनि थोड़ी प्रदूषित हो तो

योनि रोगाणुओं से अत्यधिक प्रदूषित हो जाती है। इस प्रकार, आन्तरिक परीक्षण के दौरान इसके उन्मूलन से न केवल बढ़ते संक्रमण को रोका जा सकता है बल्कि आवश्यकतानुसार बाद में भगच्छेदन (Episiotomy) के घाव में संक्रमण फैलने को भी रोका जा सकता है।

बाल साफ करने अथवा काटने के पश्चात योनि के घाव को साबुन और पानी से तथा फिर जलन पैदा न करने वाले डिटरजेंट प्रिपरेशन जैसे 10% डिटॉल घोल अथवा हिबिटेन (क्लोरहेक्सिडीन) 1 इन 2000 द्वारा धीरे-धीरे साफ करते हैं। इस प्रकार की सफाई को बार-बार किया जाना चाहिए। रोगी को स्नान कर धुले हुए स्वच्छ वस्त्र पहनने चाहिए। एन्टिसेप्टिक तथा एसेप्टिक प्रक्रिया का ध्यान योनि परीक्षण तथा प्रसव प्रक्रिया के दौरान रखना चाहिए।

निर्देश

1. योनि परीक्षण, प्रसव के अपशिष्ट के त्याग तथा शल्य क्रिया के समय नर्सिंग स्टाफ को नाक, मुँह तथा ठुड्डी को ढकने के लिए फेस मास्क पहनना चाहिए। प्रभावशील होने के लिए फेसमास्क को प्रत्येक घण्टे के पश्चात बदल देना चाहिए।
2. वस्त्रों तथा पोशाकों को समय-समय पर तथा सम्भावित अथवा वास्तविक संक्रमण की स्थिति में बदलते रहना चाहिए।
3. योनि परीक्षण से पूर्व तथा पूर्व प्रसव हेतु सहायता में हाथ तथा अग्रबाहु को धो लेना चाहिए। श्वसन में तकलीफ अथवा त्वचा संक्रमण से ग्रस्त चिकित्सक अथवा नर्स को प्रसव प्रक्रिया में भाग नहीं लेना चाहिए।
4. स्थानीय बाह्य निरीक्षण के समय दस्ताने पहन लेने चाहिएँ।
5. सभी मेडिकल स्टाफ को सार्वभौमिक सावधानियाँ रखनी चाहिएँ।

प्रसव में योनि परीक्षण

प्रथम योनि परीक्षण किसी अनुभवी चिकित्सक द्वारा अधिक विश्वसनीय तथा सूचनाप्रद होना चाहिए। यह परीक्षण रोगी को पीठ के बल लिटाकर करना चाहिए।

प्रारम्भिक प्रबन्ध

1. चिकित्सक को **फेस मास्क** पहनना चाहिए।
2. **सफाई**-हाथ और अग्रबाहु को साबुन तथा चलते पानी में धोना चाहिए, नाखूनों को साफ करने के लिए स्क्रबिंग ब्रश की सहायता लेनी चाहिए। यह प्रक्रिया कम से कम 3 मिनट तक करनी चाहिए।

3. **निःसंक्रमित दस्तानों** का प्रयोग करना चाहिए।

4. **योनि की सफाई** पहले ही कर लेनी चाहिए। पीठ के बल लेटने से पूर्व योनि को एक बार पुनः एन्टीसेप्टिक लोशन जैसे 10% डिटॉल अथवा हिबिटेन 1 इन 2000 द्वारा साफ करना चाहिए। यही घोल बायें हाथ की उंगली द्वारा लेबिया मिनोरा को अलग करके योनि में डालना चाहिए।

5. बायें हाथ की दो अँगुलियों द्वारा लेबिया को हटाने के पश्चात **दाहिने हाथ में दस्ताने चढ़े मध्यमा तथा तर्जनी अँगुली** में किसी एन्टीसेप्टिक क्रीम जैसे सेटावलॉन (सेट्रिमाइड आई.पी 0.5% डब्ल्यू/डब्ल्यू तथा हिबिटेन 0.1% डब्ल्यू/डब्ल्यू) लगाकर योनि में लगाना चाहिए।

6. परीक्षण पूर्ण होने से पूर्व अंगुलियों को योनि से **बाहर नहीं निकालना चाहिए**।

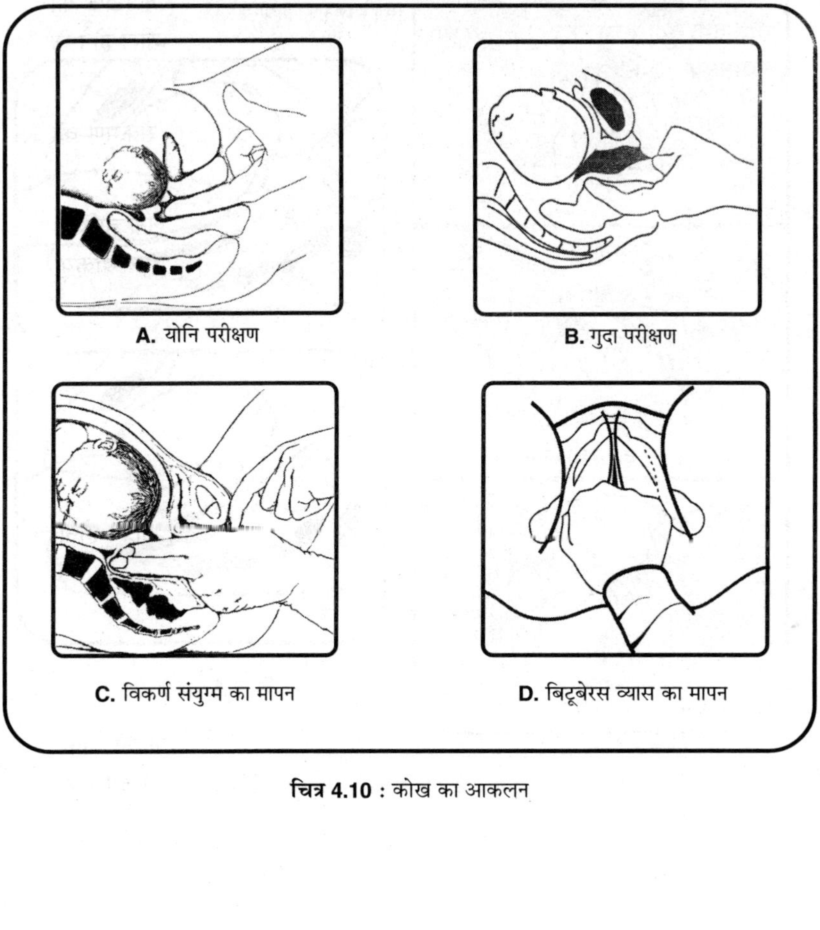

चित्र 4.10 : कोख का आकलन

निम्नलिखित सूचनाओं को ध्यानपूर्वक लिखना और रिकार्ड करना चाहिए:

- ग्रीवा के फैलने का परिमाण (सेमी में)।
- ग्रीवा के विलोपन का परिमाण।
- झिल्ली की स्थिति तथा नष्ट होने की दशा में-तरल पदार्थ का रंग।
- कोख के सन्दर्भ में फोन्टानेलेस तथा सैगीटल स्यूचर को नोट करने के द्वारा स्पष्ट भाग तथा इसकी स्थिति।
- सिर का शीर्ष अथवा झुकाव यदि उपस्थित हो तो इसका परिमाण।
- आसनास्थि मेरुदण्ड के सन्दर्भ में सिर का स्थायित्व।

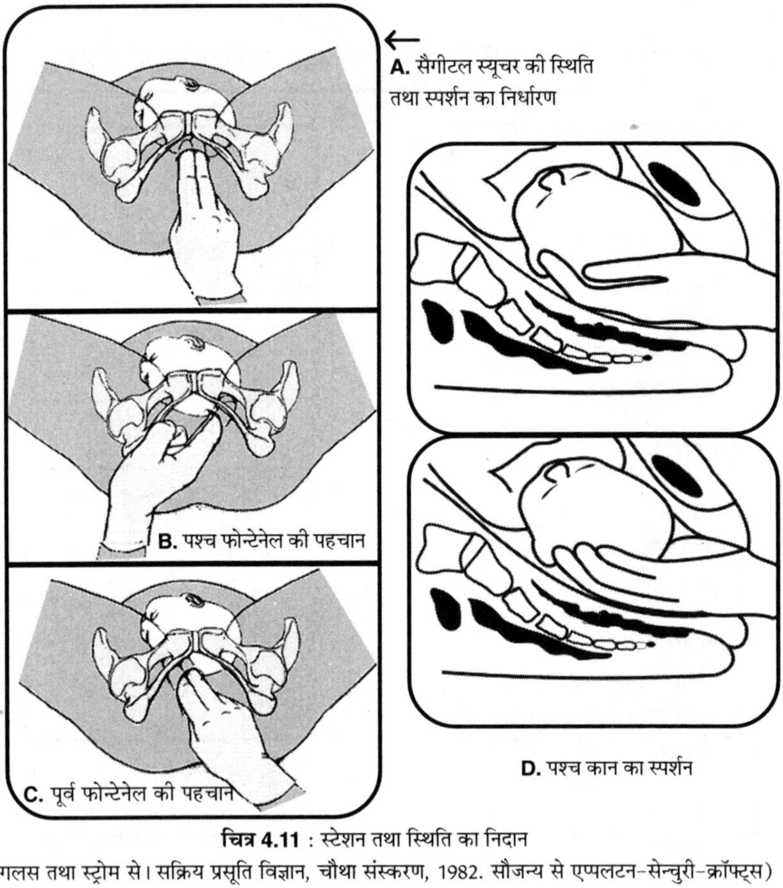

चित्र 4.11 : स्टेशन तथा स्थिति का निदान

(डगलस तथा स्ट्रोम से। सक्रिय प्रसूति विज्ञान, चौथा संस्करण, 1982. सौजन्य से एप्पलटन-सेन्चुरी-क्रॉफ्ट्स)

मेरुदण्ड आन्तरिक परीक्षण में सर्वाधिक महत्त्वपूर्ण अस्थिल प्रक्षेप है तथा कोख के सबसे छोटे व्यास का अंग बाइस्पाइनस है जिसका व्यास 10.5 सेमी होता है। स्टेशन को तब '0' कहा जाता है जब प्रेजेंटिंग भाग मेरुदण्ड के स्तर पर हो। स्टेशन को तब ऋणात्मक कहा जाता है, जब यह मेरुदण्ड से ऊपर (−1 सेमी, −2 सेमी, −3 सेमी तथा परिवर्तनशील) तथा धनात्मक तब कहा जाता है जब यह मेरुदण्ड के नीचे (+1 सेमी, +2 सेमी, +3 सेमी तथा पेरीनियम के ऊपर) हो।

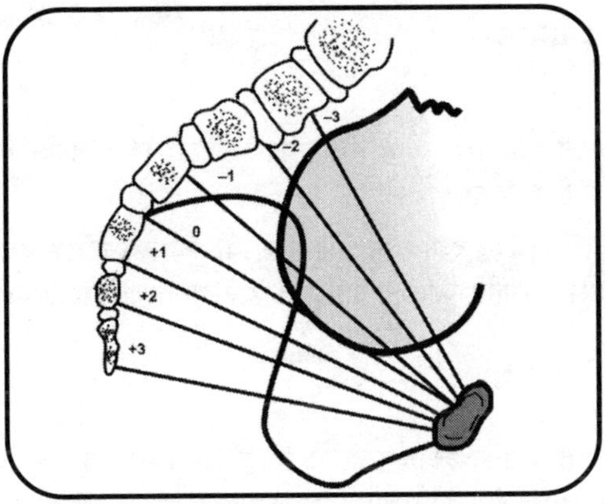

चित्र 4.12 : इश्चियल स्पाइन (मेरुदण्ड) के सन्दर्भ में सिर का स्टेशन

- कोख का आकलन विशेष रूप से प्रिमिग्रेविडी में किया जाना चाहिए तथा कोख सतह की लोच और योनि की अपस्फीति (Varicosity) की उपस्थिति नोट करनी चाहिए।

योनि परीक्षण के सूचक

- जो भी एसेप्टिक तकनीक अपनाई जाये, परन्तु सम्बद्ध ऊपरी जनन नलिका में संक्रमण होने की सम्भावना बनी रहती है और विशेष रूप से झिल्ली के फटने के पश्चात यह अधिक होती है। **अतः यथासम्भव योनि परीक्षण कम कराना चाहिए।**
- **प्रसव प्रारम्भ होने पर :** प्रसव का प्रारम्भ सुनिश्चित कर लें तथा प्रेजेंटिंग भाग और इसकी स्थिति की पहचान सूक्ष्मता से कर लें। कॉर्ड प्रेजेंटेशन की आकस्मिक पहचान से एक अतिरिक्त लाभ हो सकता है। कोख (श्रोणि) का आकलन, विशेष रूप से प्रिमिग्रेविडी में, प्रारम्भिक परीक्षण के दौरान कर लेना चाहिए।
- ग्रीवा के उत्सरण (Dilation) तथा मेरुदण्ड के सापेक्ष सिर के नीचे आने को नोट करके समय-समय पर परीक्षण द्वारा प्रसव की प्रगति का अनुमान लगाया जा सकता है।

- मेरुरज्जु के भ्रंश, विशेष रूप से वहाँ जहाँ सिर अब तक नहीं लगा हुआ है, से बचने के लिए झिल्ली को नष्ट करना।
- जब कोई बाधा पहुँच रही हो।
- ग्रीवा के पूर्ण फैलाव सहित भ्रूण शिशु का नीचे उतरना सुनिश्चित करना तथा दूसरे चरण के प्रारम्भ को निश्चित करता है।

प्रथम चरण का प्रबन्धन

सिद्धान्तः

1. गर्भवती की विशेष देखभाल सहित बाधामुक्त माहौल बनाना ताकि रोगी दूसरे चरण में सामान्य प्रसव के लिए तैयार हो सके।
2. प्रसव की प्रगति, माता की दशा तथा भ्रूण शिशु के व्यवहार की सावधानीपूर्वक निगरानी करना ताकि किसी असामान्यता के उपस्थित होने पर यथाशीघ्र उसकी पहचान की जा सके।

प्रारम्भिक प्रबन्ध

यह वर्तमान में दी जा रही चिकित्सकीय सहायता का मौलिक मूल्यांकन है। प्रसव पीड़ा अथवा किसी तरल रिसाव के प्रारम्भ होने की पूछताछ करनी चाहिए। योनि परीक्षण सहित अन्य परीक्षण भी गहनतापूर्वक करने चाहिएँ ताकि किसी असामान्यता को दूर किया जा सके। प्रसव-पूर्व परीक्षण के रिकार्ड, जाँच रिपोर्ट तथा किसी विशेष उपचार की आवश्यकता तथा उपलब्धता का पुनः अध्ययन किया जाये।

वास्तविक प्रबन्ध (Actual Management)

- **सामान्य**

  (अ) बाह्य योनि की एन्टीसेप्टिक ड्रेसिंग, योनि की सफाई तथा पूर्व वर्णित स्नान कराना चाहिए।

  (ब) मनोबल बढ़ाने के लिए उत्साहवर्धन तथा आश्वासन दिया जाना चाहिए।

  (स) निरन्तर निगरानी सुनिश्चित करनी चाहिए ताकि रोगी को अकेलापन न महसूस हो। यद्यपि थोड़ा करने पर अच्छा हो सकता है परन्तु सामान्य से असामान्य स्थिति के लिए प्रशिक्षित निरीक्षण आवश्यक होता है।

- **बावेल**-प्रारम्भिक चरण में साबुन एवं पानी अथवा ग्लिसरीन सपोजिटरी एनीमा देना चाहिए। झिल्ली का शीघ्र फट जाना तथा सिर के न जुड़ने की दशा में मेरुरज्जु का भ्रंश ध्यान में रखना चाहिए। मलाशय को खाली कर देने से द्वितीय चरण में पेरीनियम की सॉयलिंग रोकी जा सकती है।

- **आराम**–यदि झिल्ली फटी नहीं है तो दर्द के दौरान रोगी को टहलने तथा बैठने अथवा लेटने की अनुमति दी जाती है। इससे वेना कैवल दबाव रुक जाता है तथा भ्रूण शिशु का सिर नीचे की ओर आने लगता है। परन्तु यदि झिल्ली शीघ्र फट जाती है अथवा दर्दनिवारक दवा दी जाती है तो रोगी बिस्तर पर होना चाहिए।
- **आहार**–रोगी को उचित पोषण तथा पानी की आवश्यकता होती है। ठोस भोजन से परहेज करना चाहिए तथा प्रचुर पोषक तत्वों युक्त स्वादिष्ट तरल आहार लेना चाहिए। पेट के देर से खाली होने तथा आमाशयी तत्वों के अल्प पीएच के कारण अनपेक्षित निश्चेतक की आवश्यकता के समय वास्तविक खतरा उत्पन्न हो सकता है। सामान्य जल, नमकीन नींबू पानी, सूप, फलों के जूस अथवा हॉर्लिक्स के रूप में तरल दिये जा सकते हैं। यह ध्यान में रखें कि जैसे आजकल प्रसव अवधि कुछ घण्टों में समाप्त हो जाती है अत: मुख द्वारा तरल भोजन की अधिक आवश्यकता भी नहीं पड़ती है। कॉफी तथा चाय से भी बचना चाहिए क्योंकि ये पाचन के पीएच को कम करते हैं। यदि यह आभास होने लगे कि प्रसव अवधि लम्बी होती जा रही है और सक्रिय प्रबन्धन आवश्यक हो सकता है तो मुख द्वारा लिया जाने वाला भोजन 5% डेक्सट्रोज ड्रिप द्वारा नसों के माध्यम से दिया जाना चाहिए।
- **मूत्राशय की देखभाल**–रोगी को मूत्राशय खाली करने के लिए प्रेरित करना चाहिए क्योंकि भरा हुआ मूत्राशय प्राय: गर्भाशय के संकोचन में बाधा पहुँचाता है और इससे ब्लैडर हाइपोटोनिया अथवा संक्रमण की सम्भावना बन जाती है। यदि रोगी विशेष रूप से प्रथम चरण में मूत्र त्याग करने में असफल रहता है तो एसेप्टिक सावधानी के तहत आटोक्लेव्ड मुलायम रबर कैथेटर की सहायता से कैथेटराइजेशन द्वारा मूत्र त्याग करवाना चाहिए।
- **पीड़ा से आराम :** प्रायोगिक उद्देश्यों के लिए पेथीडीन 100 मिग्रा का सामान्य दर्दनिवारक प्रयोग किया जाता है जो ग्रीवा के कम से कम दो अँगुली (3 सेमी) चौड़ा होने पर दर्द प्रारम्भ होने पर नसों के माध्यम से दिया जाता है। आवश्यकता पड़ने पर इसे 4 घण्टे बाद पुन: दिया जा सकता है। उपशामक औषधियाँ जैसे ट्राइफ्लूप्रोमेजाइन (ट्रामाजैक) 5–10 मिग्रा, प्रोमेथाजाइन (फेनेरगन) 25–50 मिग्रा अथवा पेन्टाजोसाइन (फोर्टविन) 10 मिग्रा को 75–100 मिग्रा पेथिडीन के साथ नसों द्वारा दिया जा सकता है। ये औषधियाँ पेथिडीन की क्रिया में वृद्धि करती हैं ताकि पेथिडीन की आवश्यक मात्रा में कमी की जा सके। यदि दो घण्टे के भीतर प्रसव की सम्भावना हो तो दवा नहीं देनी चाहिए।
- **प्रसव की प्रगति को नोट करना**

उदर निरीक्षण :

(अ) ***गर्भाशय का संकुचन :*** गर्भाशय संकुचन की प्रकृति को उसकी तीव्रता, आवृत्ति तथा अवधि के चिकित्सकीय आकलन के सापेक्ष किया जाता है। 10 मिनट में संकुचनों की संख्या तथा संकुचन की अवधि सेकण्ड में, दोनों लाभदायक निर्देशक

हैं। गर्भाशय में संकुचन की तीव्रता में उत्तरोत्तर वृद्धि अच्छी और सामान्य प्रगति का सूचक है।

(ब) ***कोख की पकड़ :*** सिर के ध्रुवों का क्रमशः विलोपन (सिन्सिपुट तथा ऑक्सीपुट) जिनका अनुभव पहले हो चुका हो।

(स) भ्रूण शिशु के हृदय स्पन्दन की अधिकतम दर को औसत स्तर तक लाना।

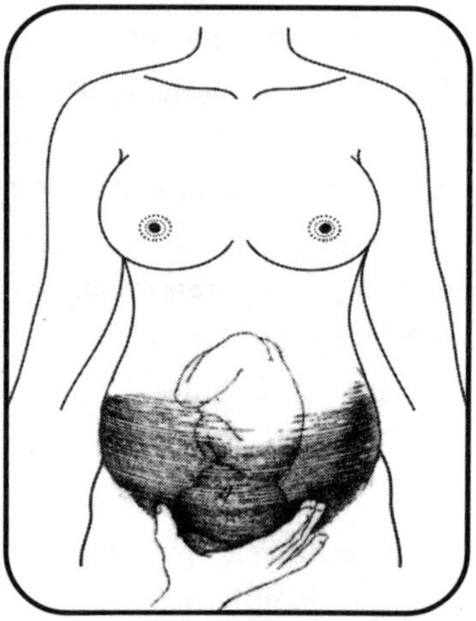

A. प्रथम कौशल : प्रेजेंटिंग भाग क्या है ?

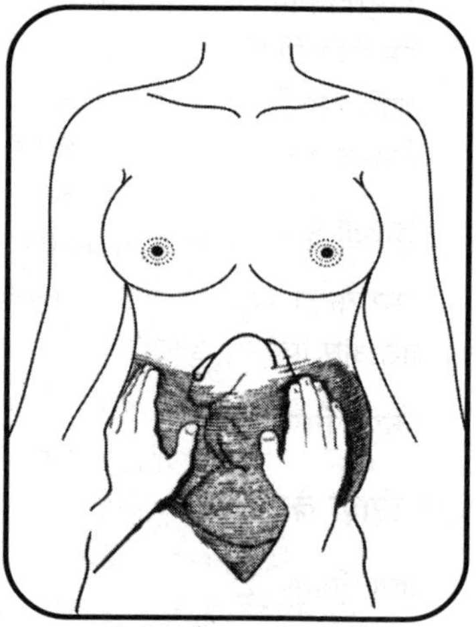

B. द्वितीय कौशल : पीठ कहाँ है ?

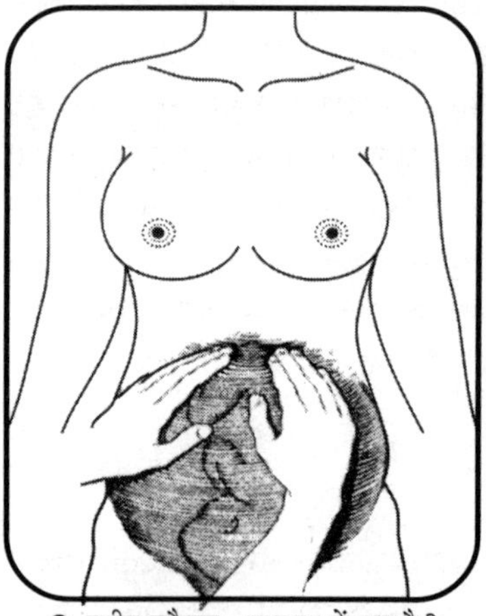

C. तृतीय कौशल : फण्डस में क्या है ?

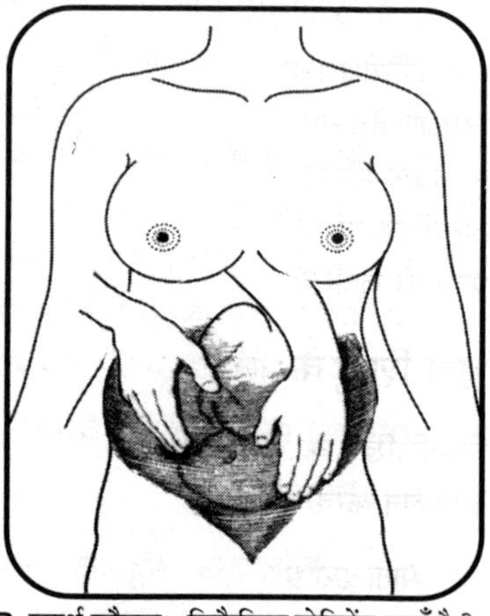

D. चतुर्थ कौशल : सिफैलिक प्रोमिनेंस कहाँ है ?

चित्र 4.13 : उदर परिस्पर्शन (Palpation)

योनि परीक्षण

(अ) प्रसव के घण्टों के सापेक्ष ग्रीवा का फैलना (सेमी में) प्रसव की प्रगति को नोट करने का एक उत्तम तथा विश्वसनीय सूचक है।

(ब) सिर की स्थिति तथा झुकाव का कोण नोट करना।

(स) इश्चियल मेरुरज्जु के सापेक्ष सिर के स्टेशन को नोट करना। भ्रूण शिशु की खोपड़ी कैपट सक्सेडैनियम और/अथवा ढलान द्वारा विकृत हो सकती है। फिर भी यह ध्यान देने योग्य है कि योनि का बार-बार परीक्षण न केवल अनावश्यक है बल्कि रोगी के लिए भी असहज है, इसके अतिरिक्त इससे विशेष रूप से झिल्ली फटने के पश्चात अन्तर्गर्भाशयी संक्रमण की सम्भावना बनी रहती है।

झिल्ली फटने पर तरल पदार्थ का रंग।

सिर के झुकाव का कोण : झुकाव की क्रिया सर्वप्रथम ऑक्सिपिटो-पैराइटल अस्थियों को जोड़ और फिर पैराइटल अस्थियों के बीच होती है।

कैपुट निर्माण : क्रमिक वृद्धि न्यून उपस्थिति की अपेक्षा अधिक महत्त्वपूर्ण है।

भ्रूण शिशु के स्वास्थ्य को नोट करना

लय तथा तीव्रता के साथ भ्रूण शिशु के हृदय स्पन्दन की दर (एफ.एच.आर.) को प्रारम्भिक चरण में प्रत्येक आधे घण्टे में नोट करना चाहिए तथा बाद के चरण में अथवा झिल्ली फटने पर इसे जल्दी-जल्दी नोट करना चाहिए। महत्त्वपूर्ण होने के कारण गर्भाशय संकुचन के समय तथा बाद में निरीक्षण करते रहना चाहिए। यह गणना 30 सेकण्ड तक करनी चाहिए। दैनिक चिकित्सकीय निरीक्षण हेतु सामान्य स्टेथेस्कोप उपयुक्त रहता है। डॉप्लर अल्ट्रासोनिक कार्डियोग्राफी (डॉप्टोन) न केवल मोटापे, हाइड्रेम्निओस की दशा में सहायक होती है बल्कि सावधानीपूर्वक करने पर अत्यधिक परिष्कृत निगरानी तकनीक द्वारा प्राप्त परिष्कृत सूचनाओं की भाँति सार्थक सूचनाएँ प्राप्त हो जाती हैं। सामान्य भ्रूण शिशु के हृदय स्पन्दन की दर 120-140 प्रति मिनट होती है।

भ्रूण शिशु के संकट के साक्ष्य

निम्नलिखित के एकल अथवा संयुक्त लक्षणों को ध्यान में रखकर रोगी के विषय में सम्पूर्ण आकलन करके भ्रूण शिशु के संकट की भविष्यवाणी की जा सकती है:

- माता द्वारा भ्रूण शिशु के अत्यधिक गति करने का अनुभव करना तथा गर्भाशय पर परीक्षणकर्ता द्वारा हाथ रखकर प्राप्त अनुभव।

- सिफैलिक प्रजेंटेशन में झिल्ली के फटने के पश्चात मेकोनियम (नवजात शिशु का मल) रंजित तरल निकलना। गाढ़ा मेकोनियम रंजक पतले मेकोनियम रंजक से अधिक महत्त्वपूर्ण होता है।
- **भ्रूण शिशु की हृदय गति में परिवर्तन :**

  (अ) लगातार तीव्र हृदय स्पन्दन (Tachycardia) जो 160 प्रति मिनट से अधिक हो।

  (ब) लगातार मन्द हृदय गति (Bradycardia) जो 120 प्रति मिनट से कम हो।

  (स) टैकीकार्डिया तथा ब्रैडीकार्डिया के साथ अनियमितता अधिक सार्थक है।

  यदि सुविधाएँ उपलब्ध हैं :

  1. इलेक्ट्रोकार्डियोटोकोग्राफिक ट्रेसिंग-विलम्बित अथवा क्रमिक ह्रास का प्रदर्शन।
  2. एम्निओस्कोपी-झिल्ली न फटी होने पर पानी के साथ मेकोनियम रंजित तरल की पहचान हेतु।
  3. भ्रूण शिशु की खोपड़ी के रक्त का पीएच 7.2 से कम होने पर निश्चित संकट का ज्ञान होना।

- **माता की दशा का निरीक्षण :** सौभाग्यवश आजकल प्रसव काल कुछ ही घण्टों में पूर्ण हो जाता है और पहले कराये जाने वाले प्रसव में जितनी सावधानी की आवश्यकता होती थी वह अब नहीं होती है। परन्तु दैनिक जाँच में निम्नलिखित बातें सम्मिलित होनी चाहिएँ:

  (अ) दो घण्टे की धड़कन, रक्तचाप तथा तापमान रिकार्ड करना।

  (ब) मूत्र त्याग की मात्रा तथा एसीटोन हेतु परीक्षण; तथा

  (स) जीभ में नमी की उपस्थिति की नियमित जाँच।

माता के संकट के साक्ष्य

सामान्य प्रसव की दशा होने पर भी माता को संकट में डालकर प्रसव नहीं कराना चाहिए परन्तु विकासशील देशों में रोगी के प्रसवकालीन उचित देखभाल के अभाव में उसे संकट में डालकर अन्य अस्पताल में भेज दिया जाता है। इसकी पूर्व पहचान आवश्यक है और उचित उपचार के द्वारा भीषण आपदा के संकट को टालना महत्त्वपूर्ण है। माता के संकट की स्थिति निम्न साक्ष्यों के द्वारा परिलक्षित होती है:

- चिन्तित चेहरा तथा धँसी हुई आँखें।
- धड़कन की दर 100 प्रति मिनट या इससे अधिक।

- सूखी जीभ।
- घिनौने रिसाव सहित योनि का गर्म और सूखा होना।
- साँस में एसीटोन की गन्ध।
- एसीटोन युक्त अत्यधिक रंगीन और अल्प मात्रा में मूत्र आना।

द्वितीय चरण का प्रबन्धन

निम्नलिखित लक्षणों द्वारा प्रथम चरण से द्वितीय चरण में प्रवेश होता है:

- एम्नी द्रव के स्रावण सहित झिल्ली के बैग का फटना।
- गर्भाशय संकुचन में तीव्र वृद्धि होना।
- भ्रूण शिशु को नीचे धकेलने के लक्षण।
- योनि परीक्षण के समय लक्षित ग्रीवा का पूर्ण फैलाव।

सिद्धान्त

1. भ्रूण शिशु को प्राकृतिक रूप से धीरे-धीरे परन्तु निरन्तर बाहर आने में सहायक।
2. पेरीनियल घाव को रोकना।

सामान्य सावधानियाँ

- रोगी को बिस्तर पर लेट जाना चाहिए।
- चिकित्सा सहायकों द्वारा निरन्तर निगरानी आवश्यक है :

  (अ) 5 मिनट के अन्तराल पर एफएचआर नोट करना।

  (ब) माता की धड़कन व रक्तचाप को 15 मिनट के अन्तराल पर नोट करना; तथा

  (स) रोगी को आश्वासन, सलाह तथा निर्देश देना ताकि उसका मनोबल बना रहे और उसे भ्रूण शिशु के स्वैच्छिक निष्कासन में सहयोग मिल सके।
- संकुचन के समय पीड़ा से मुक्ति के लिए यदि उपलब्ध हो तो ट्राइलीन (ट्राइक्लोरोएथिलीन) अथवा गैस तथा ऑक्सीजन दर्दनिवारक के रूप में देना।
- न केवल प्रसव प्रारम्भ की पहचान हेतु बल्कि मेरुरज्जु भ्रंश की पहचान हेतु भी द्वितीय चरण से पूर्व योनि परीक्षण कर लेना चाहिए। सिर की स्थिति तथा स्टेशन को एक बार पुनः देख लेना चाहिए तथा सिर के नीचे आने की निरन्तरता सुनिश्चित कर लेनी चाहिए।

- पानी अथवा बर्फ के अतिरिक्त मुँह से खाने के लिए कुछ नहीं देना चाहिए।

प्रसव की तैयारी

- भ्रूण शिशु के तेजी से नीचे उतरने का प्रयास, पेरीनियम का फूलना तथा संकुचन के समय गुदा द्वार का स्थान बढ़ना इस बात के प्रतीक हैं कि प्रसव अत्यन्त निकट है और रोगी को प्रसव कक्ष में ले जाना चाहिए।
- रोगी की स्थिति–पीठ के बल कराया जाने वाला प्रसव अधिक वरीयता प्राप्त है जिसमें जाँघों को फैलाया और अलग किया जाता है। परन्तु कुछ लोग पार्श्व या लिथोटोमी स्थिति में प्रसव कराना पसन्द करते हैं।

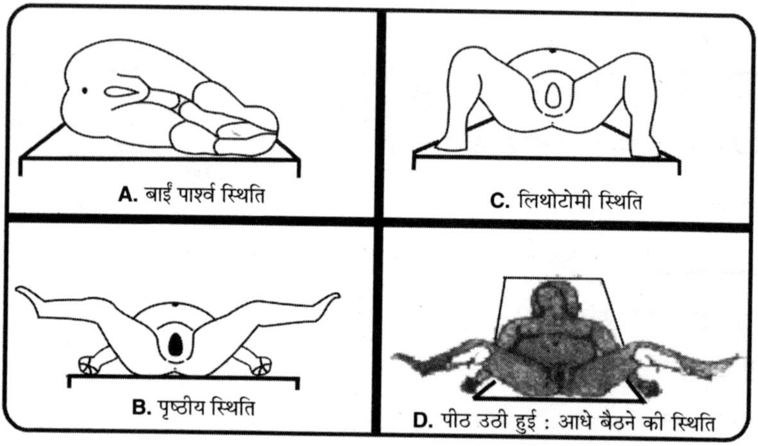

चित्र **4.14** : प्रसव की स्थितियाँ

- प्रसव कराने वाला स्वच्छ एवं निःसंक्रमित गाउन, मास्क तथा दस्ताने पहनता है तथा मेज के दाहिनी ओर खड़ा होता है।
- योनि के बाहरी भाग को तथा जाँघों के भीतरी भाग को सेवलॉन अथवा डिटॉल से भीगी रुई के द्वारा साफ किया जाता है। एक निःसंक्रमित चादर रोगी के नितम्बों के नीचे तथा एक पेट के ऊपर डाल दी जाती है। निःसंक्रमित मोजों का भी प्रयोग किया जा सकता है।
- मूत्राशय भरा होने पर कैथेटराइज करना। सिर नीचा होने के कारण यदि कैथेटर लगाने में कठिनाई हो तो उसे पीछे धकेलकर इसे प्रविष्ट कराया जा सकता है।

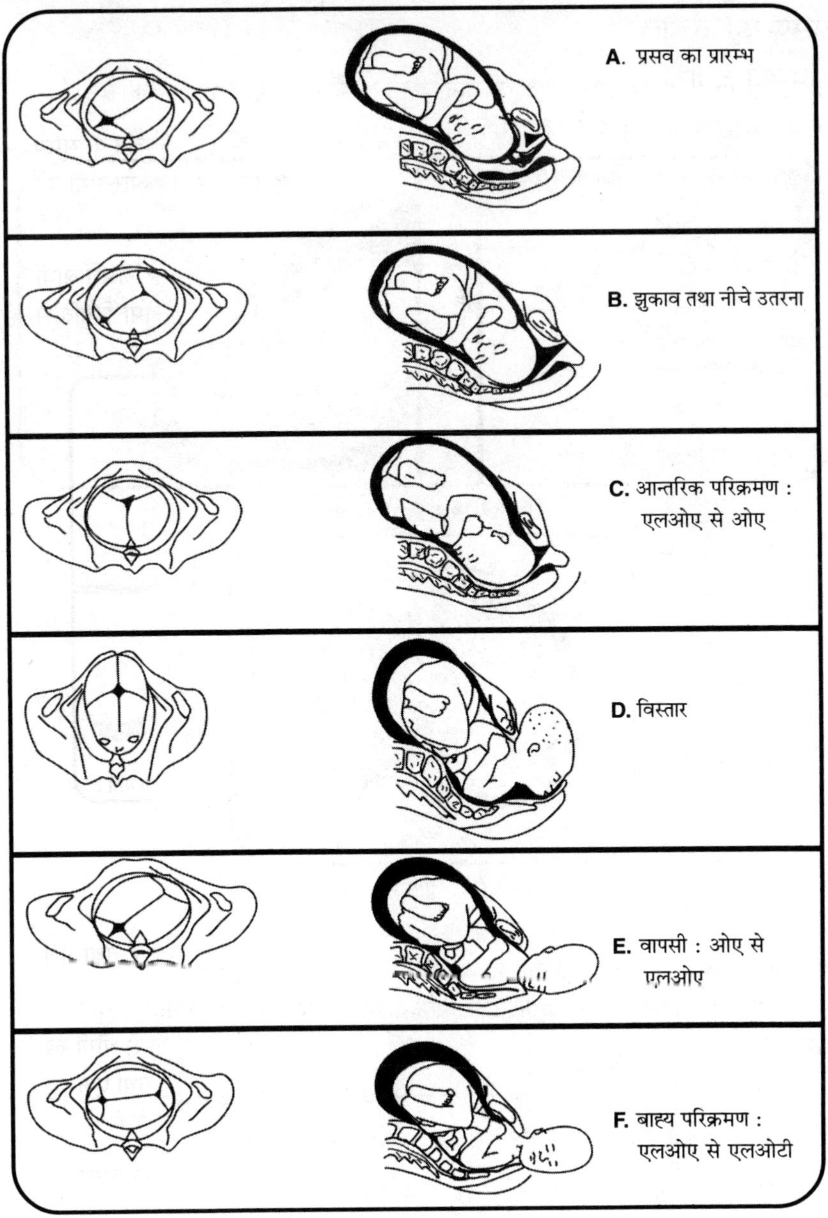

चित्र 4.15 : प्रसव का यान्त्रिक सारांश (एलओए)

प्रसव का संचालन

तत्काल प्रसव में आवश्यक सहायता को तीन चरणों में बाँटा गया है: (1) सिर का प्रसव, (2) कन्धों का प्रसव, (3) धड़ का प्रसव।

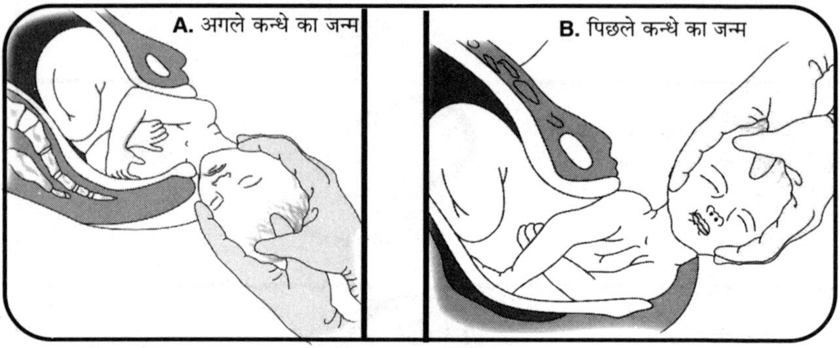

चित्र 4.16 : कन्धों का जन्म

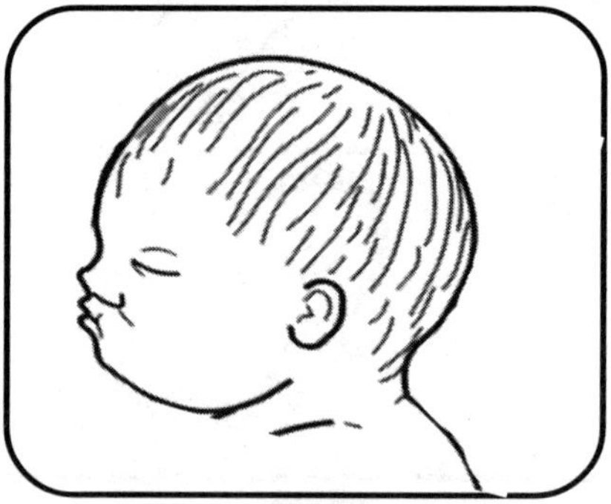

चित्र 4.17 : : मोल्डिंग : एलओए

1. सिर का प्रसव

अनुपालन किये जाने वाले सिद्धान्तों का उद्देश्य सिर के झुकाव (Flexion) को स्थिर रखना, इसके शीघ्र विस्तार को रोकना तथा योनि से इसके बाहर आने की प्रक्रिया को धीमा और नियमित करना है।

- रोगी को गर्भाशय के संकुचन द्वारा भ्रूण शिशु को नीचे लाने की प्रक्रिया हेतु उत्साहित करना चाहिए। इससे पेरीनियम के फैलने से सिर के नीचे की ओर आने में सरलता रहती है।
- जब खोपड़ी लगभग 5 सेमी व्यास की दिखाई देने लगे तो आकुंचन के समय सिर का झुकाव स्थिर रखना चाहिए। यह क्रिया नि:संक्रमित योनि पैड की सहायता से दाहिनी हथेली

द्वारा पेरीनियम को दबाते समय बायें हाथ के अंगूठे तथा तर्जनी अंगुली के प्रयोग द्वारा ऑक्सीपुट को नीचे तथा पीछे की ओर दबाकर किया जा सकता है। यदि रोगी मल विसर्जित कर देता है तो इसे साफ करना चाहिए इस स्थान को एन्टीसेप्टिक लोशन द्वारा साफ कर देना चाहिए।

- यह प्रक्रिया प्रत्येक संकुचन के समय तब तक दुहराते रहना चाहिए जब तक सब-ऑक्सिपुट सिम्फिसिस प्यूबिस के नीचे न आ जाये। इस समय सिर का अधिकतम भाग (बाइपैराइटल डायमीटर) संकुचन समाप्त होने पर भी बिना सिर को वापस धकेले योनि मार्ग को फैलाता है जिसे "क्राउनिंग ऑफ द हेड" (सिर का मुकुट) कहते हैं। सिर के अधिक झुकाव का उद्देश्य यह सुनिश्चित करना है कि ऑक्सिपिटो-फ्रंटल डायमीटर 11.5 सेमी (4.5 इंच) के बजाय छोटा सब-ऑक्सिपिटो-फ्रंटल व्यास 10 सेमी (4 इंच) योनि मुख को फैलाता है।
- जब पेरीनियम पूरी तरह फैल जाता है और विशेष रूप से प्रिमिग्रेविडी के फटने का खतरा होता है तो इस स्थिति में 1% लिग्नोकेन की 10 मिली मात्रा पहले डालकर भगच्छेदन (Episiotomy) किया जाता है। भगच्छेदन की क्रिया हेतु पतले हुए पेरीनियम का फूलना 4-5 सेमी खोपड़ी की दृश्यता की अपेक्षा सबसे उपयुक्त समय सूचक है।
- संकुचन के समय इस स्थिति में सिर को इधर-उधर भागने से रोकना चाहिए। इस क्रिया के लिए मरीज को जोर लगाने से रोकना तथा यदि उपलब्ध हो तो दर्दनिवारक दवा सुंघाकर और शिशु के सिर को दाहिनी हथेली से सिर पर एक नि:संक्रमित पैड रखकर दबाना चाहिए।
- संकोचन के दौरान सिर के धीमे प्रसव का नियमन करना चाहिए।
- यह क्रिया तब की जाती है जब दाहिनी हाथ की अंगुलियाँ नि:संक्रमित आवरण से ढकी हों और गुदा क्षेत्र पर रखते हुए ठुड्डी पर दबाव डाल रही हों तथा बायाँ हाथ ऑक्सीपुट पर दबाव डाल रहा हो। इस प्रकार फैले हुए पेरीनियम के कारण माथा, नाक, मुँह तथा ठुड्डी का प्रसव सफलतापूर्वक हो जाता है (चित्र 4.18) ।

सिर के प्रसव के बाद देखभाल

- सिर के बाहर आने के तुरन्त बाद और भ्रूण शिशु द्वारा तीव्र श्वसनिक क्रिया करने से पूर्व छोटी अंगुली में नि:संक्रमित कपड़े से मुँह और शुष्क गले का म्यूकस तथा रक्त साफ कर देना चाहिए। वैकल्पिक रूप में यान्त्रिक या विद्युत चूषक का प्रयोग किया जा सकता है। इस साधारण क्रिया द्वारा तेजी से श्वसन लेने के प्रयासों के दौरान वायु नलिका को म्यूकस द्वारा अवरुद्ध होने के गम्भीर परिणामों से बचाया जा सकता है।

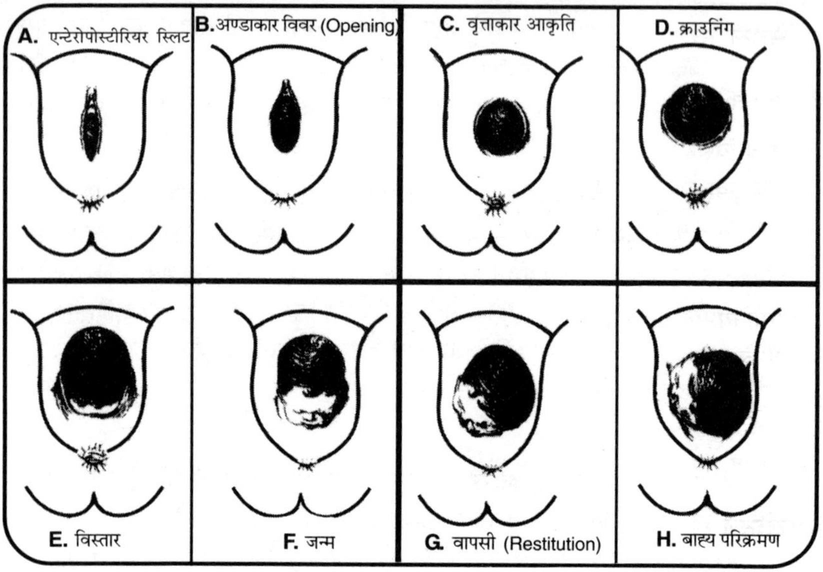

चित्र 4.18 : इन्ट्रॉयटस का फैलाव तथा सिर का जन्म

- इसके पश्चात पलकों को मध्य से प्रारम्भ करते हुए पार्श्व नेत्रकोण (Canthus) की ओर निःसंक्रमित कपड़े अथवा रुई से अलग-अलग साफ करना चाहिए ताकि नेत्र ग्रन्थि को प्रदूषण से बचाया जा सके।
- इसके पश्चात गले में कोई नाल (20–25%) न लिपटी हो, इसे देखना चाहिए। यदि कोई नाल लिपटी है और पर्याप्त रूप से ढीली है तो इसे सिर अथवा कन्धे के ऊपर से निकाल देना चाहिए क्योंकि शिशु बाहर आ रहा होता है। परन्तु यदि यह कसा हुआ है तो इसे कोचर फोर्सेप्स की सहायता से 1 इंच दूरी पर बीच से दो जोड़ों में काट देना चाहिए।

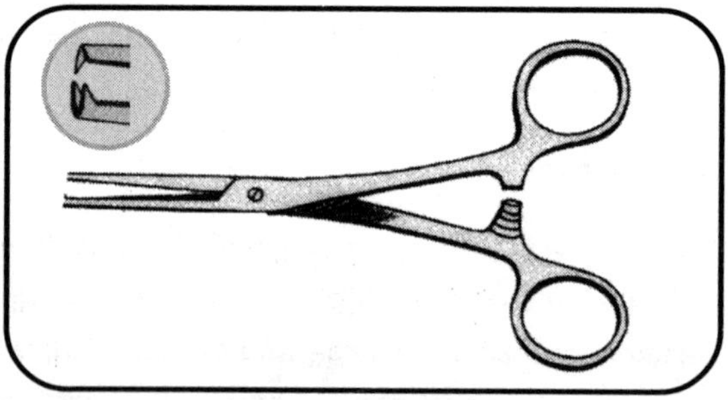

चित्र 4.19 : कोचर फोर्सेप्स

पेरीनियल विदारण (Laceration) की रोकथाम

पेरीनियम की अपेक्षा सिर के नियन्त्रित प्रसव पर अधिक ध्यान देना चाहिए।

- शीघ्र विस्तारित प्रसव से बचना चाहिए। सिर के झुकाव को तब तक स्थिर रखना चाहिए जब तक कि सबऑक्सिपुट सिम्फसिस प्यूबिस के नीचे नहीं आ जाता है ताकि खोपड़ी योनि से बाहर आ सके।
- संकुचन के समय मरीज को जोर न लगाने देने, शिशु के सिर को दबाने तथा हथेलियों द्वारा पेरीनियम को दबाने और उपलब्धता के अनुसार दर्दनिवारक देने को सुनिश्चितीकरण करके तात्कालिक प्रसव से बचना चाहिए।
- संकुचन के दौरान सिर को बाहर निकालने का प्रयास करना चाहिए।
- उचित समय पर भगच्छेदन करना चाहिए।

भगच्छेदन (Episiotomy) क्या है ?

भगच्छेदन एक शल्य क्रिया है जो योनि तथा गुदा (पेरीनियम) क्षेत्र के बीच की जाती है। यह क्रिया प्रसव तथा प्रसूति के अन्तिम क्षणों में की जाती है ताकि शिशु के पैदा होते समय योनि को फटने से बचाने के लिए तथा उसे चौड़ा करने के लिए की जाती है।

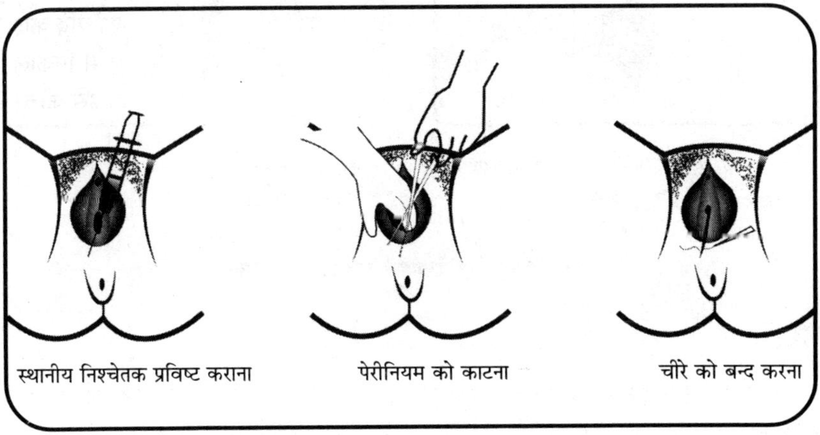

चित्र 4.20 : मध्यरेखीय भगच्छेदन की मरम्मत

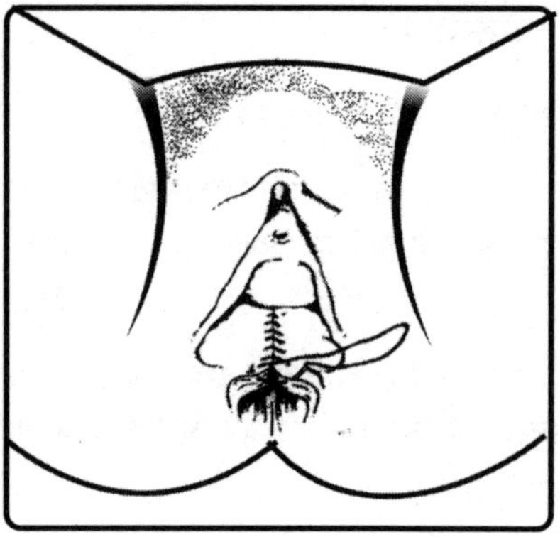

A. लगातार सिलाई द्वारा योनि म्यूकोसा को बन्द करना

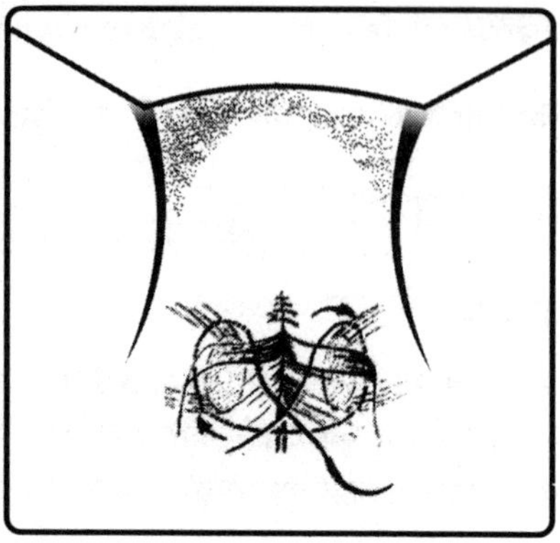

B. क्राउन सिलाई द्वारा विभाजित बल्बोकैवरनस को पुनर्गठित करते हुए

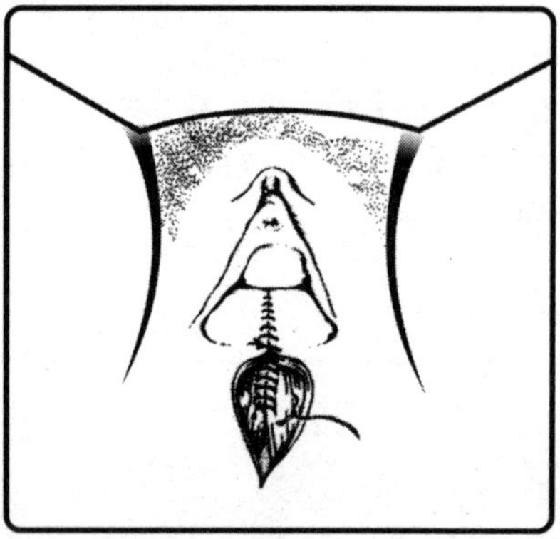

C. खण्डित सिलाई से पेरीनियम पेशियों तथा प्रावरणी (Fascia) को एक साथ करते हुए

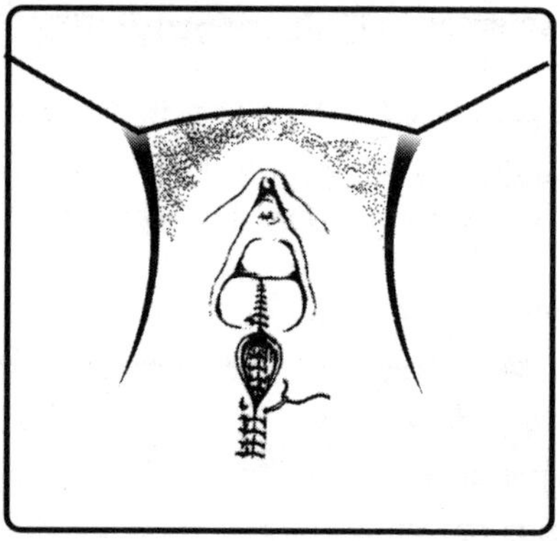

D. खण्डित सिलाई द्वारा त्वचा का सन्निकटन (Approximation)

चित्र 4.21 : मध्यरेखीय भगच्छेदन की मरम्मत

उद्देश्य

प्रसव अथवा जन्म देने के समय यह प्रक्रिया उस समय अपनाई जाती है जब योनि द्वार शिशु को बाहर आने के लिए पर्याप्त रूप से फैल नहीं पाता है और इसके आसपास के ऊतकों को काटना आवश्यक हो जाता है।

सावधानियाँ

प्रसव प्रारम्भ करवाने से पूर्व माता देखभाल करने वाले परिचारक से भगच्छेदन के विषय में जानकारी लेना चाहेगी। परिचारक द्वारा प्रसव की उचित तैयारी होने पर तथा यह क्रिया उचित प्रशिक्षण प्राप्त हो तो भगच्छेदन की आवश्यकता में कमी लाई जा सकती है।

विवरण

भगच्छेदन एक शल्य क्रिया है जिसे नि:संक्रमित कैंची द्वारा पेरीनियम में उस समय किया जाता है जब शिशु का सिर बाहर निकलने वाला होता है। यह प्रक्रिया उस समय की जा सकती है जब योनि द्वार के निकटवर्ती ऊतक फटना प्रारम्भ कर देते हैं अथवा ऐसा प्रतीत होने लगे कि शिशु का सिर बाहर निकलने में कठिनाई हो रही है। अधिकतर स्थितियों में, चिकित्सक योनि के सबसे निचले हिस्से से गुदा की ओर सीधी रेखा में मध्यरेखीय चीरा लगाता है। अन्य स्थितियों में, भगच्छेदन की क्रिया में योनि और गुदा के बीच मध्यरेखा के विकर्णवत चीरा लगाते हैं। यह विधि बहुत कम प्रयोग की जाती है क्योंकि यह अधिक पीड़ादायक होती है और इसका घाव भरने में मध्यरेखीय चीरे से अधिक समय लगता है। विस्तारित योनि के माध्यम से शिशु के प्रसव के पश्चात चीरे को सिलाई द्वारा बन्द कर दिया जाता है। सिलाई से पूर्व इसमें किसी स्थानीय निश्चेतक का प्रयोग किया जा सकता है अथवा सुन्न करने वाला इंजेक्शन दिया जा सकता है।

भगच्छेदन करने के पक्ष में कई तर्क दिये जाते हैं। कुछ विशेषज्ञों का विश्वास है कि भगच्छेदन से प्रसव की क्रिया तीव्र हो जाती है क्योंकि इससे शिशु के पैदा होने में सरलता रहती है। यदि माता तनाव में है तो इससे माता या बच्चे को हानि पहुँच सकती है। क्योंकि भगच्छेदन न करने से इस क्षेत्र के ऊतक प्रसव के दौरान फट सकते हैं। भगच्छेदन करने का एक अन्य कारण यह है कि उत्तम चीरा अनियमित फटाव की अपेक्षा सरलता से ठीक हो जाता है और इसका घाव भी जल्दी भरता है।

2. कन्धों का प्रसव

यह कार्य सावधानीपूर्वक गर्भाशय के संकोचन होने तथा वापसी की गतिविधियों हेतु तथा सिर के बाह्य परिक्रमण की प्रतीक्षा करने के पश्चात किया जाना चाहिए। अगले संकुचन के दौरान सिम्फाइसिस के अगले कन्धे का जन्म हो जाना चाहिए। यदि इसमें विलम्ब होता है तो सिर को दोनों हाथों से पकड़कर पृष्ठीय भाग को नीचे की ओर तब तक धीरे-धीरे खींचना चाहिए जब तक पश्च कन्धे जघन (Pubis) से मुक्त न हो जायें। सिर को ऊपर की ओर उठाने से पश्च कन्धे पेरीनियम से बाहर आ जाते हैं।

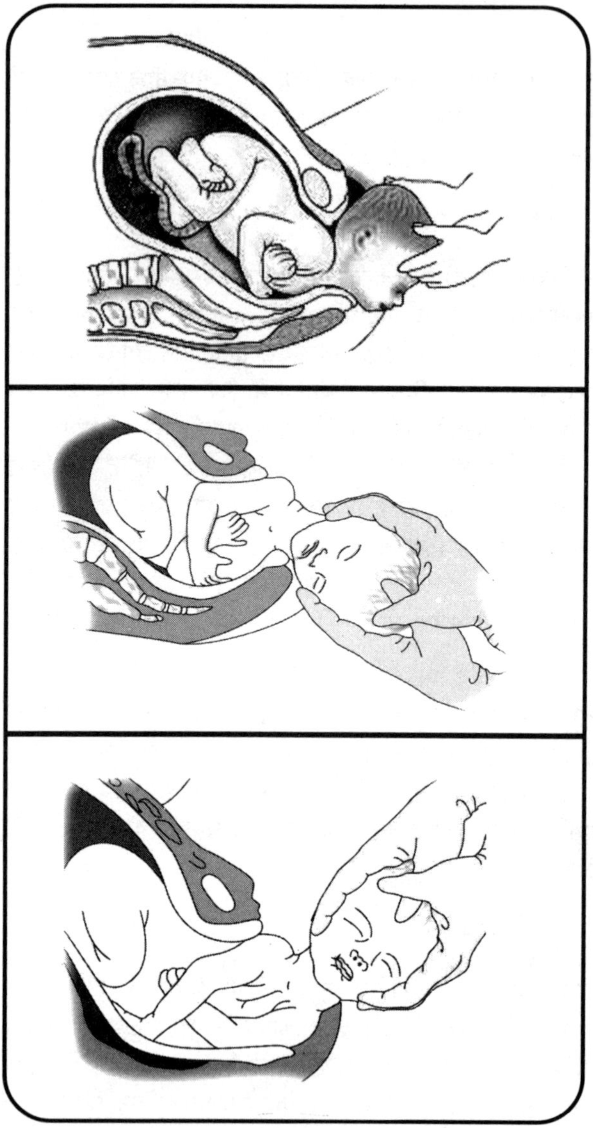

A. भ्रूण शिशु के सिर का नीचे आना

B. एन्टीरियर कन्धों का प्रसव

C. पोस्टीरियर कन्धों का प्रसव

चित्र 4.22 : कन्धों के प्रसव के चरण

3. धड़ का प्रसव

कन्धों के प्रसव के पश्चात दोनों हाथों की तर्जनी अंगुलियाँ शिशु के कन्धों के नीचे डाल दी जाती हैं और धड़ का प्रसव आराम से पार्श्व आकुंचन द्वारा हो जाता है।

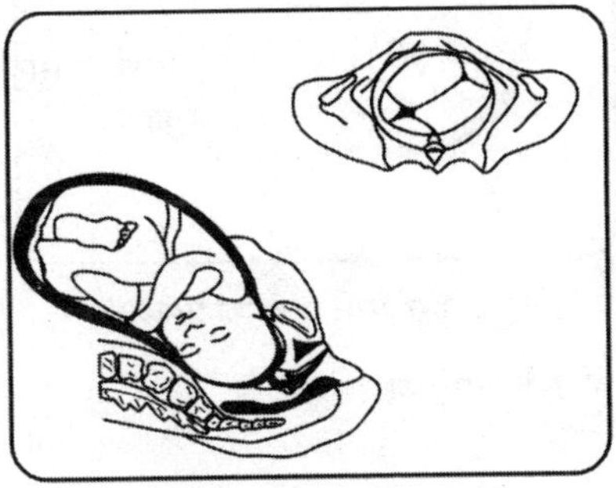

1. संयोजन से पहले सिर का तैरना

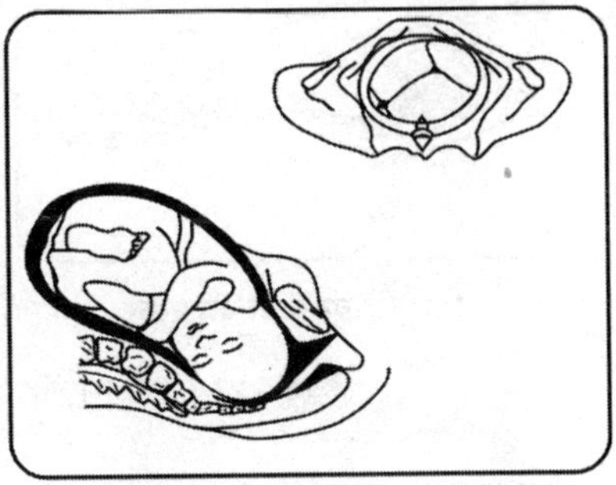

2. संयोजन : झुकाव, नीचे की ओर आना

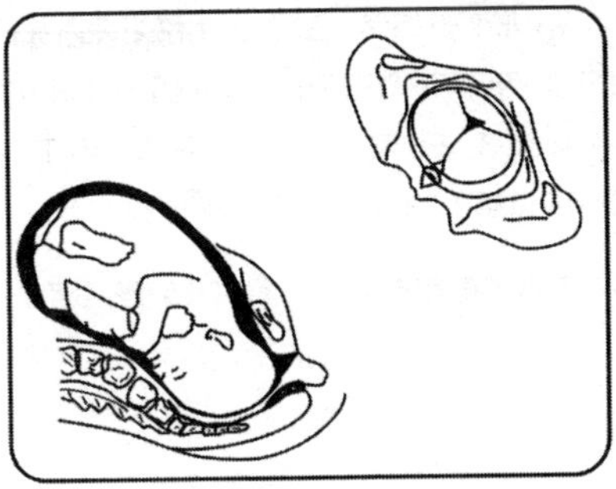

3. पुनः अवरोहण, आन्तरिक परिक्रमण

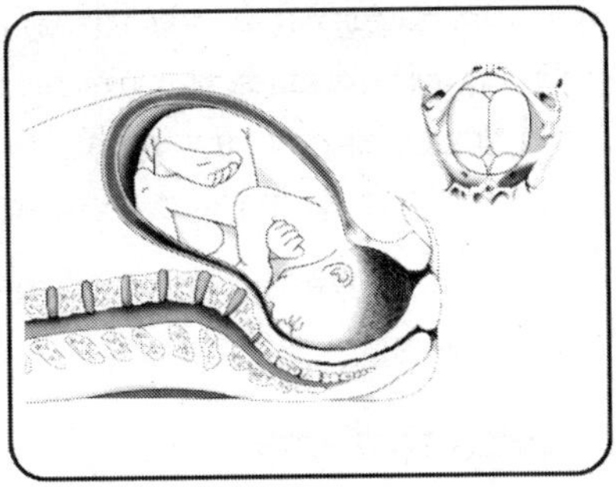

4. पूर्ण परिक्रमण, विस्तार प्रक्रिया का प्रारम्भ

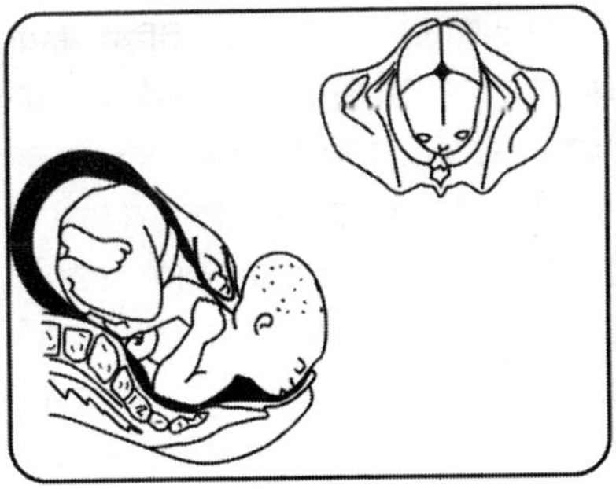

5. पूर्ण विस्तार

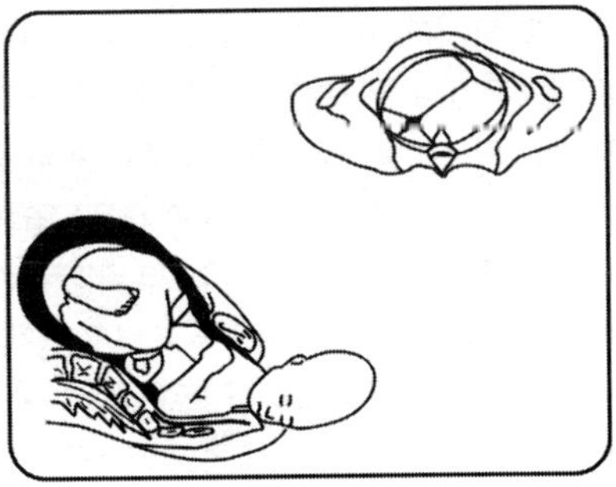

6. वापसी (बाह्य परिक्रमण)

क्रमशः

क्रमशः

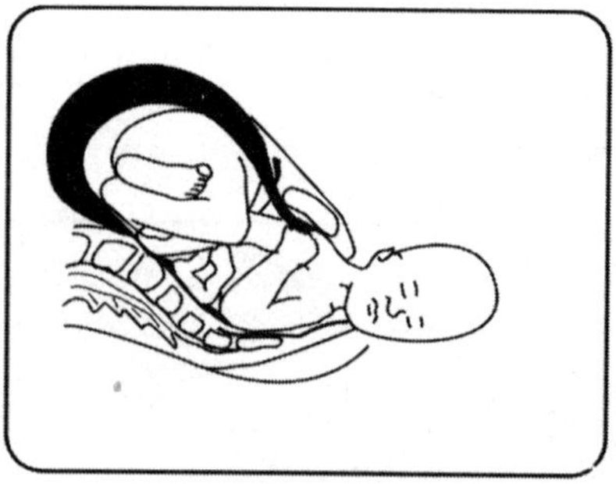

7. एन्टीरियर कन्धे का प्रसव

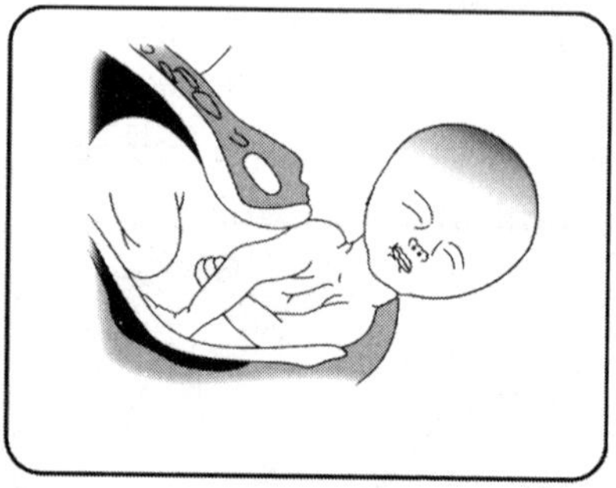

8. पोस्टीरियर कन्धे का प्रसव

चित्र 4.23 : जन्म की प्रक्रिया के प्रमुख चरणों का सारांश

नवजात की तात्कालिक देखभाल

जन्म के समय की देखभाल का उद्देश्य स्वच्छ तथा सुरक्षित प्रसव है। माता तथा शिशु को सभी प्रकार के संक्रमणों से बचाने के लिए सभी सावधानियाँ ध्यान में रखनी चाहिएँ। यह क्रिया सफाई की छः प्रक्रियाओं द्वारा की जा सकती है: स्वच्छ धरातल, स्वच्छ हाथ, नाल काटने के लिए निःसंक्रमित कैंची अथवा नया ब्लेड, स्वच्छ पेरीनियम तथा निःसंक्रमित नाल बाँधना।

कृपया यह सुनिश्चित कर लें कि जहाँ पर प्रसव कराया जाना है वह जगह स्वच्छ, हवादार तथा प्रकाशयुक्त हो।

तात्कालिक स्थिरीकरण

यह प्रक्रिया जन्म से कुछ घण्टे बाद होती है। नवजात शिशु तापमान नियन्त्रण के प्रति दुर्बल होता है यदि उचित सावधानी न बरती जाये तो जन्म के समय हाइपोथर्मिया होने का अत्यधिक खतरा रहता है। शिशु के जन्म लेने के तुरन्त पश्चात शिशु को शुष्क, गर्म तथा स्वच्छ वस्त्रों में रखना चाहिए। सिर को कपड़ा लपेटकर थपथपाकर सर्वप्रथम सुखा देना चाहिए और इसके पश्चात जितना जल्दी सम्भव हो सके शेष शरीर को सुखाना चाहिए। नवजात को ठीक प्रकार से पोंछ कर सुखाने के पश्चात गीले वस्त्रों को हटा देना चाहिए और शिशु को स्वच्छ सूखे वस्त्र में लपेट देना चाहिए। हाइपोथर्मिया से बचाने के लिए शिशु को गर्म कम्बल में लपेटना चाहिए। शिशु के शरीर के तापमान को स्थिर रखना अत्यन्त महत्त्वपूर्ण होता है। ठण्डे प्रसव कक्ष में पैदा हुए शिशु के शरीर का तापमान गिर सकता है और वह हाइपोथर्मिक हो सकता है और इससे चयापचयी (मेटाबॉलिक) कठिनाइयाँ उत्पन्न हो सकती है। शिशु को गर्म रखने का सर्वोत्तम ढंग यह है कि

माता और शिशु आपस में त्वचा से त्वचा मिलाकर एक साथ रहें। मेज पर 45 सेमी की दूरी पर 200 वाट का बल्ब उपयुक्त गर्मी प्रदान करता है और इससे हाइपोथर्मिया को रोका जा सकता है।

इस अवधि में निम्नलिखित देखभाल की यथाशीघ्र आवश्यकता होती है:

1. **श्वसनिक प्रयास :** श्वसन दर प्राय: 40–60/मिनट होती है। कुछ शिशुओं में आवधिक श्वसन होता है अर्थात वे आधे मिनट तक तेज श्वसन लेते हैं और फिर 10 सेकण्ड के लिए श्वसन रोक देते हैं। अत: नवजात शिशु के श्वसन की गणना पूरे एक मिनट की करनी चाहिए। घुरघुराहट की उपस्थिति, नाक के फूलने तथा छाती के खिंचाव को नोट करें।

2. **हृदय गति : यह सामान्यत:** 120–160/मिनट होती है तथा विभिन्न क्रियाकलापों और रोने के दौरान कम या अधिक हो सकती है। हृदय स्पन्दन पर ध्यान दें कि यह बायीं ओर है अथवा दायीं ओर चली गयी है क्योंकि यह स्थिति डेक्सट्रोकार्डिया, जन्मजात डायाफ्रेमिक हर्निया अथवा बायाँ न्यूमोथोरेक्स में होती है।

3. **रंग :** उत्तम रंग नवजात के पूर्ण स्वस्थ होने का एक महत्त्वपूर्ण सूचक है। जन्म के पश्चात नवजात के हाथ–पैरों और होठों का रंग नीली रंगत का हो सकता है विशेषकर ठण्डी में रहने अथवा नहाने के पश्चात। इसे पेरीफेरल सायनोसिस कहते हैं। मध्य सायनोसिस (नीलिमा) हेतु म्यूकस झिल्ली की जाँच करें क्योंकि यह डायाफ्रैग्मेटिक हर्निया, वायु क्षरण, कोएनल एट्रीसिया, जन्मजात हृदय रोग आदि का सूचक हो सकता है।

4. **हृदय ध्वनि :** दो हृदय ध्वनियाँ सुनिए और देखिए कि उनमें कोई मरमर की ध्वनि आ रही है अथवा नहीं।

5. **फीमोरल धड़कन :** इसका ग्रोइन के मिडइंगुइनल क्षेत्र में अनुभव किया जाता है। इसकी अनुपस्थिति महाधमनी की अवरुद्धता का सूचक हो सकती है।

नाल को नाभि से 5 सेमी की दूरी से काट देना चाहिए। दो अलग–अलग नाल लिगेचर का प्रयोग किया जाता है और नाल को लिगेचर से 1 सेमी ऊपर विभाजित कर दिया जाता है। किसी असामान्यता के लिए पात्र में (एकल नाभि धमनी) नाल की जाँच करनी चाहिए। नाभि नाल को संक्रमण से बचाने के लिए सूखा तथा स्वच्छ रखना चाहिए। नाल की ड्रेसिंग नहीं की जाती है। जब तक मुँह पर रक्त और म्यूकस न लगा हो तब तक आँखों की नियमित सफाई आवश्यक नहीं होती है। दोनों आँखों को अलग–अलग नर्म, स्वच्छ वस्त्र अथवा रुई से साफ करना चाहिए और इन्हें बीच से किनारों की ओर साफ करना चाहिए। आई ड्रॉप अथवा काजल का प्रयोग नहीं करना चाहिए।

शिशु का भार तौलना चाहिए। जन्म लेने के पश्चात शिशु को रोना चाहिए, जन्म के समय

भार 1800 ग्राम से अधिक होना चाहिए तथा माता को किसी प्रकार के भयंकर कष्ट में नहीं होना चाहिए। जन्म लेने के एक घण्टे के भीतर शिशु को विटामिन 'के' देना चाहिए क्योंकि यह नवजात शिशु को विटामिन 'के' की कमी से होने वाले रक्तस्रावी (Hemorrhagic) रोग से रक्षा करता है। **माता को सलाह दी जाती है कि वह नवजात शिशु को यथाशीघ्र अपनी छाती से लगाकर रखे। यह क्रिया जन्म लेने के आधे या एक घण्टे के अन्दर होनी चाहिए तथा आवश्यकतानुसार शिशु को स्तनपान कराना चाहिए।**

प्रसूति गृह से निकलने के पश्चात माता को हाइपोथर्मिया तथा संक्रमण से बचाव के लिए उपयुक्त सावधानियों के विषय में जानकारी देनी चाहिए। उसे अपने शिशु को कम से कम प्रथम 6 माह तक स्तनपान कराने के लिए प्रेरित करना चाहिए। माता तथा परिवार के अन्य सदस्यों को यह स्पष्ट निर्देश देना चाहिए कि वे शिशु को लेते समय अपने हाथों को साबुन तथा पानी से भली प्रकार साफ कर लें और उन्हें शिशु के टीकाकरण, वीनिंग (स्तनपान छुड़ाने की आयु) तथा वृद्धि एवं विकास की पर्याप्त सलाह देनी चाहिए।

माता को उन खतरों के प्रति सचेत करना चाहिए जो शिशु को अस्पताल से घर लाने के पश्चात हो सकते हैं।

गम्भीर बीमारी के लक्षण

1. स्तनपान न करना।
2. आलस्य बढ़ना।
3. शरीर ठण्डा रहना।
4. 38° सेल्सियस से अधिक बुखार।
5. श्वास लेने में कठिनाई अथवा तेज श्वसन गति।
6. पेट फूलना।
7. आक्षेप या कड़ापन।
8. लगातार उल्टी।
9. अत्यधिक पीलिया।
10. शरीर का पीलापन अथवा "रंगहीनता"।
11. किसी स्थान से अधिक रक्तस्राव।

तृतीय चरण का प्रबन्धन

प्रसव का तीसरा चरण अधिक निर्णायक होता है। पूर्व के प्रथम एवं द्वितीय चरण की अनियमितता एक मिनट के अन्दर असामान्य हो सकती है और इसके भयंकर परिणाम हो सकते हैं।

तृतीय चरण के प्रबन्धन के सिद्धान्तों का उद्देश्य गहन निरीक्षण तथा दिशा-निर्देशों का कठोरतापूर्वक परिपालन सुनिश्चित करना है ताकि **प्रसव-पश्चात रक्तस्त्राव** जैसी अन्य जटिलताओं से बचा जा सके।

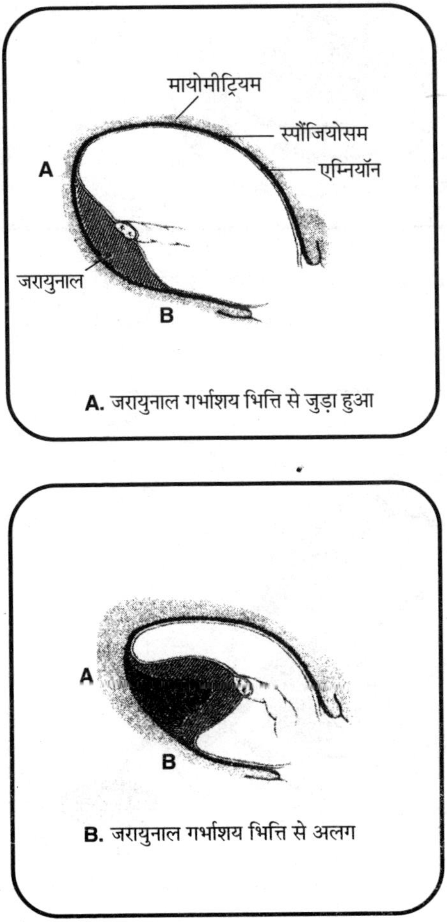

A. जरायुनाल गर्भाशय भित्ति से जुड़ा हुआ

B. जरायुनाल गर्भाशय भित्ति से अलग

चित्र 4.24 : जरायुनाल का जन्म

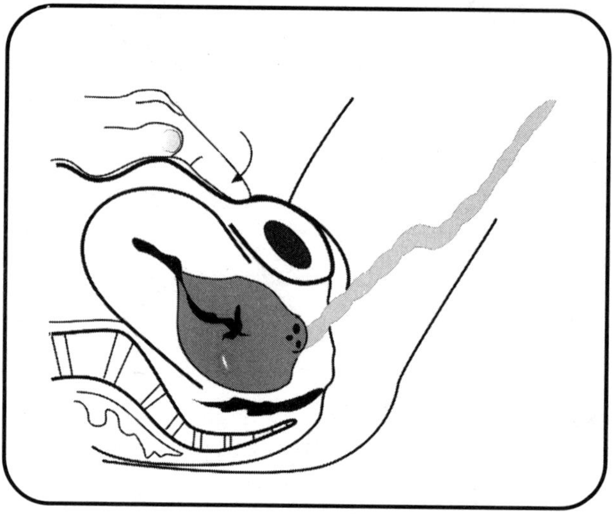

चित्र 4.25 : ब्रैंड-एंड्रूज मैनीवर : जरायुनाल का जन्म

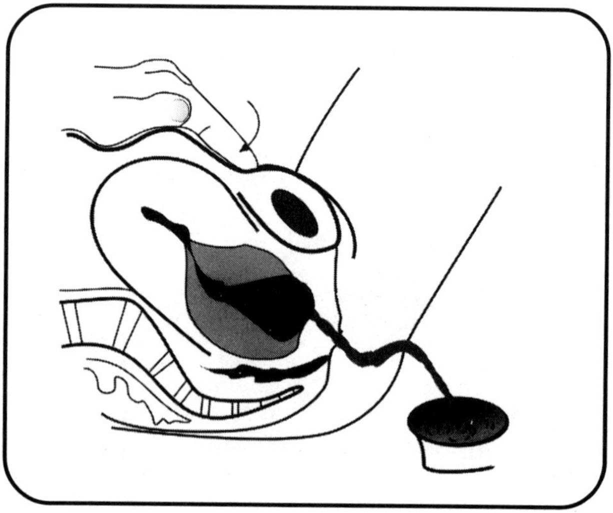

चित्र 4.26 : झिल्लियों का जन्म

तृतीय चरण के प्रबन्धन की योजना

शिशु का जन्म

↓

क्लैम्प, लिगेट तथा नाल विभाजन

↓

परम्परागत (प्रतीक्षा करो और देखो) प्रबन्धन

- यदि पूर्व में कैथेटराइज नहीं हुआ है तो मूत्राशय को कैथेटराइज कीजिए
- फंडस की रक्षा
- जरायुनाल के तात्कालिक विभाजन की प्रतीक्षा कीजिए

↓

जरायुनाल का अलग होना

↓

जरायुनाल के अलग होने के तुरन्त बाद कॉर्ड ट्रैक्शन होना चाहिए

↓

तात्कालिक निष्कासन हेतु प्रतीक्षा

↓

असफल होने पर

↓

सहायताकृत बहिष्करण*

सक्रिय

(एन्टीरियर कन्धे के प्रसव के पश्चात IV अर्गोमेट्राइन 0.25 मिग्रा देनी चाहिए)

↓

प्रथम गर्भाशयी संकुचन के साथ शिशु के जन्म लेने के तुरन्त बाद नियन्त्रित कॉर्ड ट्रैक्शन द्वारा जरायुनाल का प्रसव कराना

↓

असफल होने पर

↓

2–3 मिनट के पश्चात दुहरायें

↓

असफल होने पर

↓

10 मिनट प्रतीक्षा करें प्रक्रिया को दुहरायें

↓

असफल होने पर

↓

स्वयं निस्तारित करें

↓ (दोनों मार्गों के पश्चात)

- इंजे. अर्गोमेट्राइन 0.5 मिग्रा आईएम
- जरायुनाल तथा झिल्ली का परीक्षण**
- योनिछिद्र, योनि, पेरीनियम का निरीक्षण

*सहायताकृत बहिष्करण

फंडल दबाव–चारों अंगुलियों को फंडस के पीछे ले जाकर फंडस को नीचे तथा पीछे की ओर दबाया जाता है और गर्भाशय को एक प्रकार के पिस्टन की भाँति प्रयोग करके अंगूठे का प्रयोग किया जाता है। दबाव तभी दिया जाता है जब गर्भाशय कड़ा हो गया हो। यदि यह कड़ा नहीं है तो इसे हल्के–हल्के रगड़कर कड़ा बनाया जाता है। ज्योंही जरायुनाल इंट्रॉयटस से होकर गुजरता है तो दबाव हटा लिया जाता है। यदि शिशु कमजोर अथवा अपरिपक्व है तो यह विधि कॉर्ड ट्रैक्शन के लिए उपयुक्त है क्योंकि इससे दोनों दृष्टान्तों में नाल की तन्य शक्ति बहुत कम हो जाती है।

नियन्त्रित कॉर्ड ट्रैक्शन–बायें हाथ की अंगुलियों को हथेली की दिशा में रखकर लगभग ऊपरी तथा निचले गर्भाशय प्रखण्ड की सन्धियों तक ले जाते हैं। नाभि की दिशा में गर्भाशय को ऊपर तथा पीछे की ओर सरकाया जाता है, जबकि दाहिने हाथ को भगछिद्र के मुखद्वार पर नाल तक पहुँचे हुए क्लैम्प को पकड़ते हुए सीधा तन्य (परन्तु अधिक ट्रैक्शन में नहीं) रखते हुए नीचे तथा पीछे की ओर तब तक दबाव डाला जाता है जब तक कि जरायुनाल इंट्रायटस से बाहर नहीं आ जाती है। इस प्रकार गर्भाशय को उठाने से जरायुनाल के बहिष्करण में सहायता मिलती है। यह प्रक्रिया तभी अपनायी जानी चाहिए जब गर्भाशय कड़ा और संकुचित हो।

नाल दुर्घटनावश टूट सकती है परन्तु इससे कोई समस्या उत्पन्न नहीं होती है। इस दौरान निःसंक्रमित दस्तानों का प्रयोग करना चाहिए और जरायुनाल को पकड़कर खींचना चाहिए।

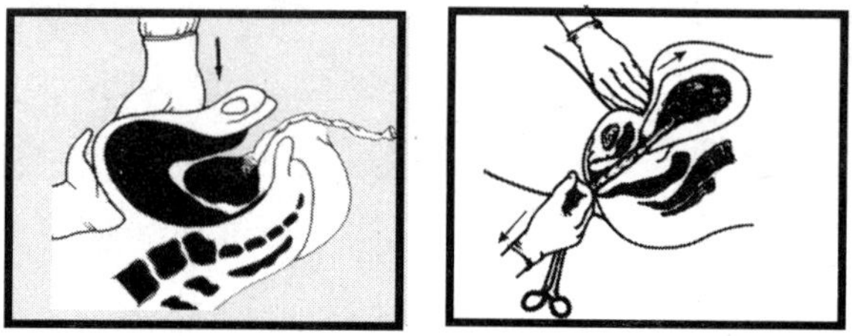

चित्र 4.27 : सहायताकृत जरायुनाल का बहिष्करण

**जरायुनाल की झिल्ली तथा नाल का परीक्षण

जरायुनाल में लगे रक्त तथा थक्कों को साफ करने के लिए इसे किसी ट्रे में रखकर चलते हुए पानी से धोना चाहिए। सर्वप्रथम दोनों हाथों से जरायुनाल को फैलाकर मातृ धरातल (मैटर्नल सरफेस) का निरीक्षण करना चाहिए। जरायुनाल को हाथ के उभरे तल पर (हथेली के उल्टे)

रखकर इसकी स्थिति को इन–यूटेरो पुनरुत्पादित करने के लिए रखना उत्तम होता है। **मैटर्नल सरफेस** भूरे डेसिडुअस (डेसिडुआ बैसालिस का स्पंजी स्तर) से ढका होता है। सामान्यतः कॉटिलेडॉन को निकटतम रखा जाता है तथा बीच में रिक्त स्थान होने पर यह कॉटिलेडॉन के गायब होने का सूचक होता है। **झिल्लियाँ**–कोरियॉन तथा एम्नियॉन का परीक्षण सम्पूर्णता तथा असामान्य पात्र की उपस्थिति के लिए किया जाता है। यदि झिल्लियाँ पूर्ण हैं तो झिल्लियों के छिद्र गोल हो जाते हैं। एम्नियॉन चमकदार होता है। **कोरियॉन रोमिल होता है**। नाल के कटाव वाले भाग का निरीक्षण रक्त वाहिकाओं की संख्या के लिए किया जाता है। सामान्यतः दो नाभि सम्बन्धी धमनियाँ और एक नाभि सम्बन्धी शिरा होती है। कोरियॉन में अण्डाकार रिक्त स्थान फटे सिरों वाली रक्तवाहिनियों सहित जो रिक्त स्थान तक जाता है, सक्सेन्यूरियेट लोब की अनुपस्थिति प्रदर्शित करता है। कॉटिलेडॉन अथवा सक्सेन्यूरियेट लोब की अनुपस्थिति अथवा लुप्त झिल्लियाँ गर्भाशय की तुरन्त जाँच की माँग करती हैं।

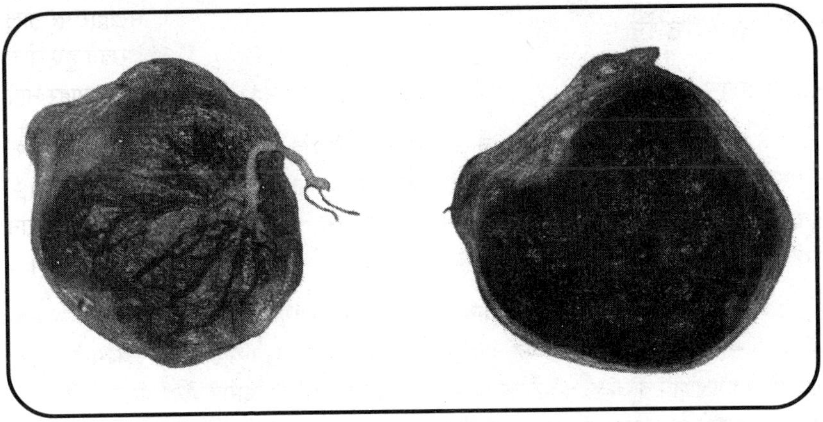

चित्र 4.28 : जरायुनाल का प्रकटीकरण

इकाई 5

प्रसवोत्तर देखभाल

परिचय

प्रसूतिकाल, सूतिकावस्था अथवा प्रसवोत्तर काल वह समय होता है जिसमें बालक के पालन-पोषण हेतु शरीर भौतिक तथा मनोवैज्ञानिक रूप से समायोजित होता है। परिभाषा के अनुसार, यह काल प्रसव के तुरन्त पश्चात प्रारम्भ होता है और शरीर के पूर्ण रूप से समायोजित हो जाने तक और गर्भधारण से पूर्व की स्थिति में आने तक लगभग 6 सप्ताह तक रहता है।

शारीरिक परिवर्तन

1. गर्भाशय की जटिलता

यह गर्भधारण से पूर्व गर्भाशय की दशा के रूप में लाने की संकोचन प्रक्रिया है, यद्यपि यह पूर्ण रूप से अपने पहले वाले गर्भधारण से पूर्व के आकार में नहीं आ पाता है। प्रसव के लगभग 10 दिन पश्चात माता गर्भाशय (जिसे फंडस कहते हैं) का उदर में अनुभव करने में समर्थ नहीं हो पाती है।

प्रसव के पश्चात प्रथम माहवारी प्रायः तीन से आठ सप्ताह में परिलक्षित होती है अथवा यदि माता स्तनपान करा रही हो तो यह अवधि 5 माह अथवा इससे अधिक भी हो सकती है। कुछ माताओं को गर्भाशय के संकुचित होकर अपने मूल रूप में आने के कारण पीड़ा भी होती है। यह पीड़ा प्रसव होने के कुछ प्रारम्भिक दिनों तक तथा स्तनपान कराने की दशा में तेज भी हो सकती है। यदि प्रथम बार शिशु का जन्म नहीं है तो यह पीड़ा अधिक भी हो सकती है।

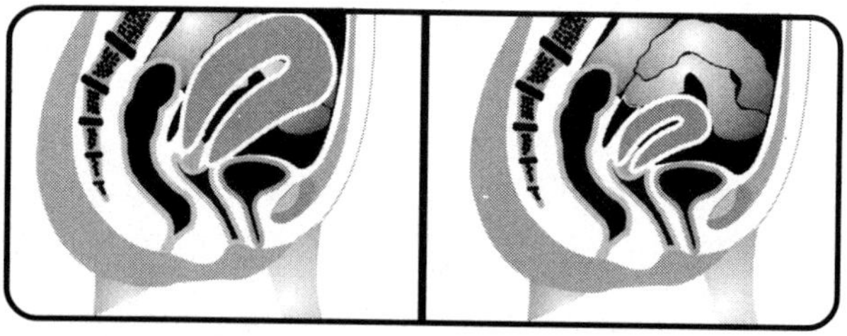

चित्र 5.1: गर्भाशय की जटिलता

पीड़ा से मुक्ति के लिए माता को जन्म के लिए प्राप्त निर्देशों के अनुसार आराम तथा श्वसन तकनीक अपनाने की इच्छा हो सकती है। एक गर्म पानी की बोतल भी सहायक हो सकती है। स्तनपान कराने से पूर्व मूत्र त्याग से माता को अधिक आराम मिल सकता है। इस अवधि में चिकित्सा सहायता भी दी जा सकती है।

2. लोचिया (जेर)

लोचिया योनि से निकलने वाला एक स्राव है जो अगले चार से छः सप्ताह में समाप्त हो जाता है। यह वर्ज्य पदार्थ होता है जिसे गर्भाशय प्रसव के उपरान्त निकालता है। यह स्राव लाल से गुलाबी, गुलाबी से पीला, पीला से सफेद तथा स्तनपान अथवा कार्य करने पर बढ़ सकता है। प्रातःकाल यह स्राव अधिक हो सकता है क्योंकि जब माता लेटी होती है तो लोचिया गर्भाशय एवं योनि में एकत्रित हो जाता है और उठने पर यह निकलना प्रारम्भ कर देता है।

मनोवैज्ञानिक परिवर्तन (Psychological Changes)

हॉरमोन सम्बन्धी परिवर्तन, जीवन शैली में परिवर्तन तथा पारिवारिक प्रभाव कभी-कभी मातृत्व के समायोजन पर प्रभाव डालते हैं। प्रसवोत्तर मनःस्थिति में परिवर्तन शिशु के जन्म लेने के तुरन्त बाद क्षणिक तनाव से लेकर अत्यधिक अवसाद, अक्षमता, मनोवैज्ञानिक अवसाद तक हो सकता है।

सामान्य प्रसवोत्तर काल में देखभाल

इसके प्रबन्धन के तत्व निम्नलिखित हैं:

- माता के स्वास्थ्य में सुधार की ओर अत्यधिक ध्यान देना चाहिए।
- संक्रमण से बचाना चाहिए।
- दुग्ध स्राव तथा शिशु की देखभाल के साथ-साथ स्तनों की देखभाल भ। करनी चाहिए।
- माता को गर्भ-निरोधक के लिए प्रोत्साहित करना चाहिए।

तात्कालिक सावधानी : प्रसव के तुरन्त बाद माता की धड़कन, रक्तचाप, गर्भाशय के व्यवहार तथा योनि से रक्तस्राव होने से सम्बन्धित किसी असामान्यता का सूक्ष्मता से निरीक्षण करना चाहिए। उसे मनपसन्द पेय देना चाहिए अथवा यदि वह भूखी है तो कुछ खाने को देना चाहिए। यदि माता थकान महसूस कर रही है तो डाइजीपाम 10 मिग्रा जैसी शामक दवाइयाँ अच्छी नींद के लिए दे सकते हैं।

आराम तथा एम्बुलेंस : प्रसव के तुरन्त बाद रोगी के आराम करने के समय को निश्चित अवधि में श्रेणीबद्ध करना कठिन कार्य है। अधिकतर रोगियों के लिए आराम करने हेतु 8-12

घण्टे का समय पर्याप्त माना जाता है। भोजन तथा आराम करने के पश्चात माता तरोताजा हो जाता है और शिशु को स्तनपान करा सकता है अथवा शौचालय जाने हेतु बिस्तर से उठ सकता है। आजकल त्वरित एम्बुलेशन को वरीयता दी जाती है। त्वरित एम्बुलेशन का तात्पर्य सामान्य क्रियायें करने योग्य बनना नहीं है, सामान्य क्रिया करने हेतु कम से कम 6 सप्ताह का समय अपेक्षित है। इस अवधि में उसे अधिक से अधिक आराम करना चाहिए और कठिन कार्य, जैसे भार उठाना, दबाव डालना, धकेलना आदि से बचना चाहिए।

अस्पताल में : अस्पताल को शीघ्रातिशीघ्र छोड़ने का सुझाव देना चाहिए।

आहार : माता को पहले दिन हल्का भोजन देना चाहिए तथा दूसरे दिन सामान्य भोजन दिया जा सकता है। यदि माँ दूध पिला रही है तो उसे आहार में अत्यधिक कैलोरी, पर्याप्त प्रोटीन, अत्यधिक तरल पेय, खनिज तथा विटामिन देना चाहिए। परन्तु दुग्धपान न कराने वाली माताओं को सामान्य भोजन दिया जा सकता है। गर्भावस्था के दौरान लगभग 300 कैलोरी अतिरिक्त और स्तनपान कराने की स्थिति में 500 कैलोरी अतिरिक्त आहार देना चाहिए। इसे निम्नलिखित प्रकार से प्राप्त किया जा सकता है:

गर्भावस्था (अतिरिक्त 300 कैलोरी)

मद	मात्रा	कैलोरी
अनाज	30 ग्राम	115
दलहन	15 ग्राम	60
दूध	200 मिली	120
शर्करा	5 ग्राम	20
योग		315

स्तनपान के समय (अतिरिक्त 500 कैलोरी)

मद	मात्रा	कैलोरी
अनाज	60 ग्राम	230
दलहन	30 ग्राम	120
दूध	200 मिली	120
शर्करा	5 ग्राम	20
योग		510

मूत्राशय की देखभाल : गर्भाशय में होने वाले परिवर्तनों के कारण प्रसवोत्तर काल में विशेष रूप से मूत्राशय की ओर अधिक ध्यान देना आवश्यक है। मूत्राशय को संक्रमण से बचाने के लिए यह कार्य किया जाता है। माँ को अधिक से अधिक तरल पदार्थ लेने के लिए प्रोत्साहित करना चाहिए तथा प्रसव के 6-8 घण्टे पश्चात और इसके पश्चात 4-6 घण्टे के अन्तराल पर मूत्र त्याग करवाना चाहिए। यदि माँ ऐसा नहीं कर पाती है तो कैथेटराइजेशन की क्रिया करनी चाहिए। यदि मूत्राशय में 60 मिली. से अधिक मूत्र शेष बचा हो और मूत्राशय पूरी तरह से खाली न हुआ हो तो उस स्थिति में भी यह क्रिया करनी चाहिए। जब तक मूत्राशय की पूर्व स्थिति नहीं आ जाती तब तक यह प्रक्रिया जारी रखनी चाहिए।

आँतों की देखभाल : तरल तथा हल्के आहार लेने के कारण कब्ज की समस्या प्रायः नहीं होती है। माँ को भोजन में मौसम के अनुसार फल और सब्जियाँ तथा रेशेदार भोजन लेने के लिए प्रोत्साहित करना चाहिए ताकि कब्ज की सम्भावना न होने पाये। यदि आवश्यक हो तो रेचक (कब्ज निवारक) दवाएँ जैसे ड्यूकोलैक्स आदि दिये जा सकते हैं।

निद्रा : माता को शारीरिक तथा मानसिक आराम की आवश्यकता होती है। सोने के लिए रात्रि में पूर्ण रूप से शान्त व अन्धकार वाले कक्ष की व्यवस्था होनी चाहिए। यदि किसी प्रकार का कष्ट जैसे प्रसवोत्तर पीड़ा अथवा बवासीर का दर्द अथवा दूध भरे होने के कारण स्तन में पीड़ा हो तो उसे अनुकूल दर्दनिवारक जैसे एस्पिरिन (0.6 ग्राम), कोडीन (30-60 ग्राम) के साथ मुख द्वारा 4-6 घण्टे पर आवश्यकतानुसार देना चाहिए।

योनि तथा भगच्छेदन घाव की देखभाल : प्रसव के पश्चात योनि तथा कूल्हों को गुदा के ऊपर से साबुन और पानी द्वारा धोना चाहिए तथा नि:संक्रमित पैड का प्रयोग करना चाहिए। प्रत्येक बार मल एवं मूत्र त्याग के पश्चात दिन में कम से कम दो बार रोगी को स्पिरिट तथा एन्टीसेप्टिक पाउडर से साफ करना चाहिए। ड्रेसिंग करते समय नर्स को नि:संक्रमित मास्क एवं दस्ताने पहनने चाहिए।

स्तनों की देखभाल : चूचुकों को बार-बार साफ नहीं करना चाहिए जैसा कि पहले बताया जा चुका है कि इससे इसके प्राकृतिक तेल युक्त वायवीय त्वचा समाप्त हो जाती है तथा चूचुक फटने लगते हैं और उनमें घाव बन जाता है। जब यह शुष्क प्रतीत हो तभी इसे साफ करना चाहिए। इस स्थिति में इसके चारों ओर खाद्य तेल की कुछ बूँदों का लेप करना चाहिए। यदि इस प्रसवोत्तर काल में उचित ध्यान नहीं दिया गया तो स्तन स्रावण द्वारा निर्मित शुष्क त्वचा दुग्ध नलिका के मार्ग को अवरुद्ध कर सकती है। इसे नि:संक्रमित जैतून के तेल द्वारा 24 घण्टे लेप करके नर्म बनाकर साबुन तथा पानी से धोया जा सकता है।

रहने की योजना : पहले तो शिशु माता के निकट बिस्तर पर रहता था। परन्तु आजकल 24 घण्टे में से अधिकतर समय शिशु और माता को एक साथ एक ही बिस्तर पर रहने की सलाह

दी जाती है। इस परिवर्तन से माता तथा शिशु दोनों को शारीरिक और मानसिक आराम मिलता है। इससे पार संक्रमण की सम्भावना भी कम हो जाती है जैसा कि नर्सरी में अन्य शिशुओं को साथ रखने पर होता है। इससे माता शिशु की उचित देखभाल भी कर लेती है और नर्सिंग स्टाफ को भी आराम मिलता है तथा समयानुसार शिशु को आहार की आपूर्ति भी होती रहती है। प्रिमिपैरास, जटिल प्रसव तथा छोटे नवजात की स्थिति में विशेष रूप से स्तनपान का नियमन आवश्यक है।

एसेप्सिस तथा एन्टीसेप्टिक : प्रसवोत्तर काल के प्रथम सप्ताह में एसेप्सिस का विशेष ध्यान रखना चाहिए। गर्भाशय अंगों के उचित विकास में पर्याप्त अनुकूल वातावरण देता है। स्थानीय एन्टीसेप्टिक का सामान्य प्रयोग, योनि के घाव की ड्रेसिंग, स्वच्छ बिस्तर का प्रयोग तथा वस्त्र सकारात्मक चरण हैं।

टीकाकरण

टीकाकरण रहित आरएच-पॉजिटिव शिशु का वहन करने वाली आरएच-निगेटिव माता के लिए एन्टी-डी-गामा ग्लोब्यूलिन का प्रबन्ध करना चाहिए। खसरे के प्रति अतिसंवेदनशील माता को खसरारोधी सुरक्षित टीका दिया जा सकता है। कम से कम दो माह के लिए आवश्यक विलम्बित गर्भावस्था में टीकाकरण सरलता से किया जा सकता है। यदि गर्भावस्था के दौरान टिटेनस टॉक्सॉयड का टीका नहीं लगाया गया है तो इसे प्रसूति के समय लगाया जा सकता है।

चार्ट का रखरखाव : निम्नलिखित को नोट करने के लिए प्रगति चार्ट बनाना आवश्यक है:

- दिन में कम से कम दो बार धड़कन, श्वसन तथा तापमान को रिकार्ड करना चाहिए।
- मूत्राशय तथा साथ में मलाशय को भी खाली करने के पश्चात दिन में एक बार सिम्फिसिस प्यूबिस (श्रोणि अस्थि) के ऊपर गर्भाशय की ऊँचाई की माप करनी चाहिए।
- लोचिया का लक्षण।
- मूत्र तथा मलत्याग की क्रिया।

उदर-बन्धक (Abdominal binder) : यह इन्वोल्यूशन प्रक्रिया की वृद्धि के लिए आवश्यक नहीं है बल्कि यह पेट के खालीपन की अनुभूति में आराम देता है तथा प्रारम्भिक दिनों में रोगी के चलने-फिरने में सहायक होता है।

प्रसव-पश्चात व्यायाम : प्रसव-पश्चात व्यायाम के अन्तर्गत निम्नलिखित सम्मिलित हैं:

- गर्भावस्था तथा प्रसव के दौरान फैली हुई पेशियों विशेष रूप से उदर तथा पेरीनियम पेशियों को मूल रूप में वापस लाने के लिए।

- माता के बिस्तर से उठते समय उचित आसन के विषय में प्रशिक्षित करने हेतु। इसके अन्तर्गत दैनिक क्रियाकलापों में भार उठाने तथा कार्य करने की स्थितियों के सही सिद्धान्त भी सम्मिलित हैं।

व्यायाम

- **कोख की पेशियों की रंगत ठीक करने के लिए :** माता को शौच अथवा मूत्र त्याग की भाँति कोख की पेशियों को सिकोड़ने के लिए कहा जाता है और फिर ढीला छोड़ने के लिए कहा जाता है। यह प्रक्रिया प्रतिदिन यथासम्भव दुहराते रहना चाहिए।
- **पेट की पेशियों की रंगत ठीक करना :** माता को घुटने मोड़कर तथा पैर को सपाट रखकर पीठ के बल बिस्तर पर लेटने को कहा जाता है। पेट की पेशियाँ क्रमशः सिकोड़ी और फैलायी जाती हैं और यह प्रक्रिया दिन में कई बार दुहराई जाती है।
- **पीठ की पेशियों की रंगत ठीक करना :** माता को पेट के बल हाथ बगल में फैलाकर लेटना होता है। सिर तथा कन्धों को धीरे-धीरे ऊपर-नीचे करना होता है। इस प्रक्रिया को दिन में 3-4 बार और फिर क्रमशः बढ़ाते जाना चाहिए।

ये व्यायाम कम से कम 3 महीने तक जारी रखना चाहिए।

अस्पताल से छुट्टी मिलने पर परीक्षण और सलाह : अस्पताल से छुट्टी देने से पूर्व माता तथा शिशु की गहन जाँच आवश्यक होती है। माता के परीक्षण के अन्तर्गत रक्ताल्पता, रक्तचाप, स्तन की दशा, इन्वोल्यूशन तथा लोचियल स्राव की प्रगति सम्मिलित है। इस दशा में योनि का परीक्षण नहीं किया जाता है परन्तु यदि पेरीनियल घाव हो तो उसका परीक्षण करना चाहिए। शिशु की पूर्ण देखभाल नोट करनी चाहिए तथा उसके मूत्र और मल की प्रकृति के बारे में पूछताछ करनी चाहिए।

परामर्श के अन्तर्गत निम्नलिखित सम्मिलित हैं :

- माता के सामान्य स्वास्थ्य की प्रगति के उपाय।
- यदि आवश्यक हो तो अनुपूरक लौह (आयरन) की निरन्तरता।

प्रसवोत्तर अभ्यास :

- दैनिक कार्यों में वापसी की क्रमिक प्रक्रिया।
- स्तनपान तथा नवजात की देखभाल।
- 2-3 सप्ताह अथवा इससे अधिक समय तक जब तक कि चीरा अथवा भगच्छेदन के घाव ठीक न हो जायें तब तक सहवास से बचना।

- **परिवार नियोजन परामर्श तथा निर्देश**–स्तनपान न कराने वाली माताओं को प्रसव के 3 सप्ताह के पश्चात गर्भनिरोध के उपाय अपनाने चाहिए।
- प्रसव के 6 माह के पश्चात चिकित्सकीय जाँच।

प्रसवोत्तर देखभाल

प्रसवोत्तर देखभाल के अन्तर्गत माता तथा शिशु का योजनाबद्ध परीक्षण तथा प्रसवोत्तर काल के समय माता को उचित परामर्श देना सम्मिलित है। सामान्य मामलों में प्रसवोत्तर काल में कम से कम दो बार माता का परीक्षण किया जाता है। **प्रथम प्रसवोत्तर परीक्षण** माता को अस्पताल से अवकाश देते समय परामर्श दिया जाता है। इसकी चर्चा पहले ही की जा चुकी है। **द्वितीय प्रसवोत्तर देखभाल की क्रिया** प्रसवोत्तर काल के छठे सप्ताह में की जाती है।

जाँच की प्रक्रिया के अन्तर्गत निम्नलिखित आते हैं:

- माता की जाँच।
- नवजात शिशु की जाँच।
- माता को दिया जाने वाला परामर्श।

माता की जाँच

किसी नई व्याधि के दिखाई देने की दशा में पूछताछ करनी चाहिए और यदि कोई बीमारी नहीं होती है तो भूख, निद्रा, मल तथा मूत्र त्याग, योनि स्राव यदि कोई हो अथवा पीठ दर्द के विषय में दैनिक जानकारी प्राप्त करनी चाहिए। शिशु की प्रगति, दुग्धपान की प्रकृति तथा स्तनपान में किसी कष्ट की जानकारी करनी चाहिए।

- नियमित जाँच के अन्तर्गत भार की जाँच, रक्तचाप का मापन, उदर की पेशियों का पीलापन तथा रंग और स्तन की जाँच सम्मिलित हैं।
- निम्नलिखित के लिए श्रोणि की नियमित जाँच करनी चाहिए:
  - श्रोणि के घाव के भरने की प्रकृति।
  - मूत्र त्याग के समय किसी प्रकार की परेशानी।
  - किसी प्रकार का स्राव तथा इसका लक्षण।

शिशु-पुनर्जीवन का मौलिक रेखाचित्र

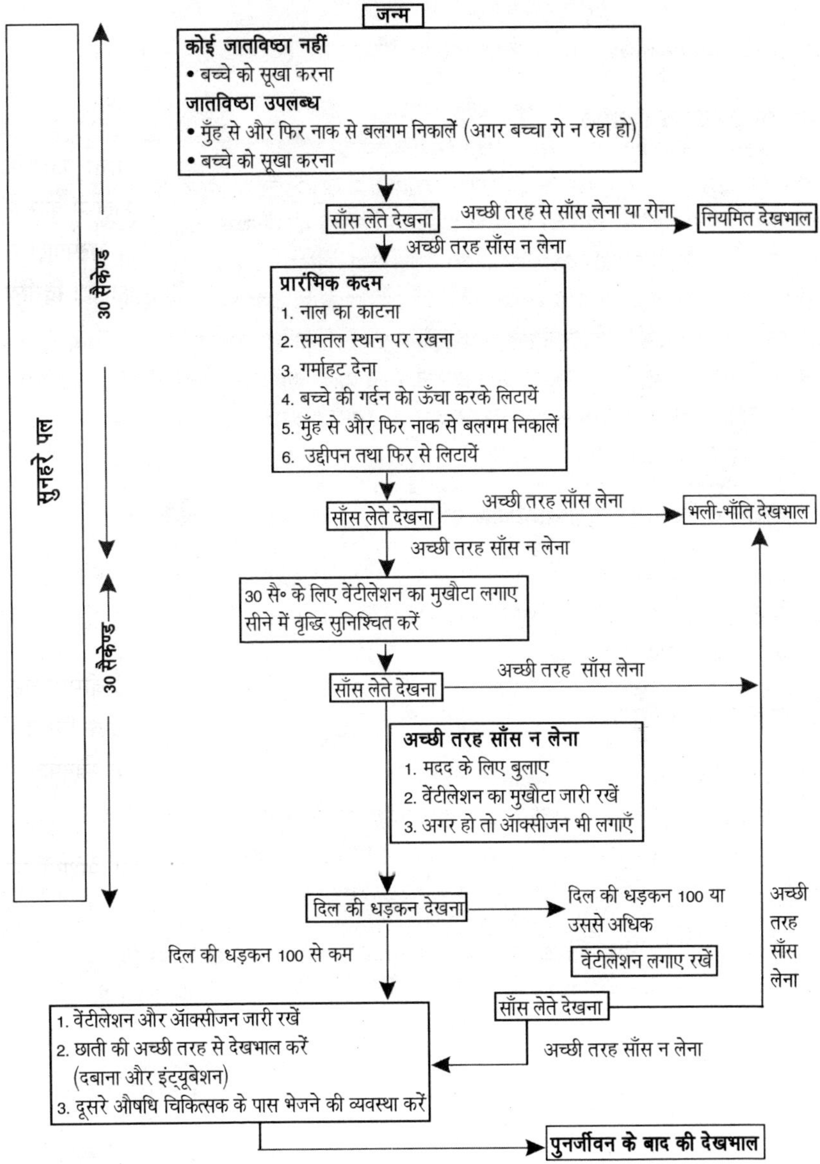

- गर्भाशय का आकार, स्थिति तथा गतिशीलता।
- श्रोणि धरातल की पेशियों की यथास्थिति।
- ग्रीवा (सर्विक्स) के फटने अथवा क्षरण देखने के लिए स्पेकुलम परीक्षण।

नवजात शिशु की जाँच

क्रमानुसार जन्म के समय, जन्म के 24 घण्टे पश्चात तथा अस्पताल से छुट्टी देते समय नवजात का विस्तृत परीक्षण करना चाहिए। परीक्षण किसी गर्म और आरामदायक कक्ष में करना चाहिए। शिशु के वस्त्र उतारकर उसे सपाट सतह पर लिटा देना चाहिए। प्रकाश का उत्तम स्रोत होना चाहिए तथा परीक्षणकर्ता के हाथ स्वच्छ और गर्म होने चाहिए। जन्म के समय शिशु के परीक्षण का उद्देश्य यह देखना होता है कि उसके फेफड़े फैल गये हों तथा वायु नलिका में किसी प्रकार की बाधा न आ रही हो, जीवन के लिए खतरा उत्पन्न करने वाली कोई जन्मजात विरूपता तथा जन्म के समय कोई घाव न हो तथा निर्भर भ्रूण अवस्था से स्वतन्त्र नवजात अवस्था में आने में किसी कठिनाई का उपचार सुनिश्चित हो सके।

1. जन्मजात विकृति का तात्कालिक ज्ञान

यह देखना कि कोई बड़ा दोष जैसे मलाशय या गुदा सम्बन्धी अथवा जननांग सम्बन्धी विकृति, होंठ के नासूर, तालू के नासूर, दक्षिण हृदयता (Dextrocardia), तन्त्रिका नलिका दोष, गुदा रोध (Atresia) आदि न हो।

2. गर्भकाल का आकलन

गर्भकाल का आकलन त्वचा की बनावट, त्वचा के रंग, स्तन पिण्ड के आकार तथा कान के कार्टिलेज की दृढ़ता के आधार पर किया जाता है। **अपरिपक्व शिशु** की त्वचा पतली जिलेटिनयुक्त तथा त्वचा का रंग लाल होता है। स्तन पिण्ड स्पर्शनीय तथा 0.5 सेमी व्यास से छोटा होता है। कर्ण पल्लव अत्यन्त कोमल तथा सरलता से मुड़ जाता है।

उचित समय पर तथा समय पर कम भार वाले उत्पन्न होने वाले शिशु (IUGR) की त्वचा पीली, गुलाबी तथा स्तन पिण्ड का आकार 1 सेमी व्यास का तथा दृढ़ कार्टिलेज वाला कर्ण पल्लव होता है।

गर्भावधि अवस्था का औपचारिक चिकित्सकीय आकलन नीचे दिये गये नवीन बैलार्ड स्कोर के प्रयोग द्वारा किया जा सकता है:

न्यूरोमस्कुलर परिपक्वता

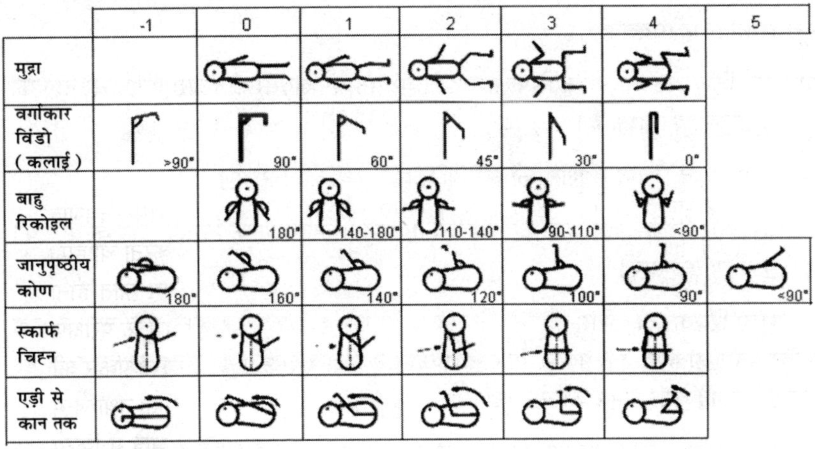

शारीरिक परिपक्वता

त्वचा	गाढा कोमल पारदर्शी	चिपचिपा, लाल, स्वच्छ	नर्म गुलाबी, दृष्टिगोचर नसें	सतही त्वचा तथा/अथवा चकत्तेदार, कुछ नसें	कटे-फटे पीले क्षेत्र, कम नसें	पार्चमेंट गहरे कटाव कोई नस नहीं	त्वचीय सिकुड़े फटाव
लैनुगो	कोई नहीं	छितरा	पर्याप्त	पतला	गंजे क्षेत्र	अत्यधिक गंजा	
प्लांटर सतह	हील-टो 40-50 मिमी -1 <40 मिमी -2	>50 मिमी कोई क्रीज नहीं	फीके लाल चिह्न	केवल इंटीरियर ट्रांसवर्स क्रीज	क्रीज एन्टी. 2/3	पूरे सोल पर क्रीज	
स्तन	दृश्य नहीं	बहुत कम दृश्य	सपाट एरिओला कलिका नहीं	बिन्दुदार एरिओला 1-2 मिमी कलिका	उभरा एरिओला 3-4 मिमी कलिका	पूर्ण एरिओला 5-10 मिमी कलिका	
आँख/कान	पलकें ढीली संगलित-1 कसी-2	पलकें खुलीं कर्णपल्लव सपाट मुड़े हुए	वक्राकार कर्णपल्लव; कोमल; कम घुमावदार	पूर्णवक्राकार कर्णपल्लव; कोमल परन्तु प्रस्तुत रीक्वायल	निर्मित तथा दृढ़ तात्कालिक रिक्वायल	मोटी कार्टिलेज कठोर कान	
नर जननांग	वृषणकोष सपाट, चिकना	वृषणकोष रिक्त हल्का रुगी	वृषण ऊपरी नलिका में दुर्लभ रुगी	वृषण नीचे की ओर कम रुगी	वृषण नीचे उत्तम रुगी	वृषण लटकता हुआ गहरी रुगी	
मादा जननांग	भगांकुर उन्नत भगोष्ठ चपटा	भगांकुर उन्नत भगोष्ठ छोटा	भगांकुर उन्नत माइनोरा बढ़ता हुआ	मेजोरा एवं माइनोरा समान रूप से उन्नत	मेजोरा बड़ा माइनोरा छोटा	मेजोरा आच्छद भगांकुर तथा माइनोरा	

परिपक्वता निर्धारण

स्कोर	सप्ताह
-10	20
-5	22
0	24
5	26
10	28
15	30
20	32
25	34
30	36
35	38
40	40
45	42
50	44

नया बैलार्ड स्कोर (बैलार्ड जे., वेडनिग के., वैंग एल. एट अल.: न्यू बैलार्ड स्कोर, अपरिपक्व शिशु को सम्मिलित करने हेतु विस्तारित, जे. पीडियाट्री. 119-417, 1991)

नये बैलार्ड स्कोर की तकनीक

न्यूरोमस्कुलर परिपक्वता

बढ़ती हुई शिशु अवस्था सहित सिफैलोकाडल प्रोग्रेसन में फ्लेक्सर टोन द्वारा एक्सटेंसर टोन का सामान्य प्रतिस्थापन होना है।

मुद्रा : चित स्थिति में शिशु की अनियन्त्रित अवस्था का निरीक्षण।

वर्गाकार विंडो : कलाइयों को मोड़कर अग्रबाहु तथा हथेली के निचले सतह के बीच को न्यूनतम कोण को मापें।

भुजा रिक्वायल : शिशु को चित लिटाकर और सिर को मध्य में रखकर, अग्रबाहु को भुजा के विपरीत 5 सेकण्ड तक पकड़ें, फिर भुजा को पूरा फैलाकर छोड़ दें। शिशु की इस मुड़ी हुई स्थिति में लगने वाले समय को नोट करें।

जानुपृष्ठीय कोण : कूल्हों को जाँघों सहित पेट पर मोड़ें। तत्पश्चात कूल्हों को बिस्तर से उठाये बिना घुटनों को अधिकतम जितना सम्भव हो सके फैलायें (यदि कोई घुटनों को अधिकतम बिन्दु तक पहुँचने तक फैलाये तथा घुटनों के फैलान का अधिअनुमान लगाया जा सकता है)।

स्कार्फ चिह्न : पुनः सिर को मध्यरेखीय स्थिति में रखें, सिर को छाती की ओर स्कार्फ की भाँति घुमायें और मध्यरेखा के सापेक्ष कुहनी की स्थिति को नोट करें।

सिर से कान : शिशु को चित लिटाकर श्रोणि को परीक्षण सतह पर रखते हुए पैरों को सिर की ओर जितना सम्भव हो सके पीछे की ओर इस प्रकार लायें कि घुटने पेट के साथ आ जायें।

शारीरिक परिपक्वता

त्वचा : परिपक्वता आने के साथ त्वचा मोटी, कम स्वच्छ तथा अन्त में शुष्क एवं छालदार हो जाती है।

लैनुगो : यह महीन रंगहीन रोम शरीर पर समान रूप से फैला होता है तथा नवजात की आयु 27 से 28 सप्ताह होने पर स्पष्ट दिखाई देता है, इसके पश्चात यह क्रमशः समाप्त होने लगता है, पीठ पर स्थित लैनुगो द्वारा नवजात की आयु का आकलन किया जाता है।

प्लांटर सतह : हाथों की भाँति पैरों में क्रीज की उपस्थिति अन्तर्गर्भाशयी क्रियाकलाप तथा परिपक्वता का प्रतिबिम्ब है। क्रीज की अनुपस्थिति स्नायु सम्बन्धी दोष तथा अपरिपक्वता का सूचक है। तीव्र क्रीज होने से पता चलता है कि ओलिगोहाइड्रेमिनोस उपस्थित था। प्लांटर सतह की माप के लिए एनबीएस में नये संयोजन की आवश्यकता होती है।

स्तन : एरिओला का विकास अन्तर्गर्भाशयी पोषण की पर्याप्तता पर निर्भर नहीं करता है। नर तथा मादा शिशु में इसमें कोई अन्तर नहीं पाया जाता है।

कान का कार्टिलेज : परिपक्वता के साथ कान का कार्टिलेज कठोर वलय मोटे हो जाते हैं। कान के ऊपरी भाग को मोड़ें और रिक्वायल का आकलन करें।

पलकों का खुलना : कुछ लोग इसे जीवन की अक्षमता के सूचक के रूप में प्रयोग (गलत) करते हैं। डॉ. बैलार्ड ने पलकों के संलयन कोण (Degree of fusion) को नये आकलन के रूप में सम्मिलित किया है। उनके अनुसार, यदि दोनों पलकें हल्के खिंचाव से नहीं अलग हो पायें तो इसे टाइटली फ्यूज्ड (Tightly fused) और यदि हल्के खिंचाव से कोई भी पलक अलग हो जाये तो इसे लूजली फ्यूज्ड के रूप में परिभाषित किया है। टाइटली फ्यूज्ड पलकें 26 सप्ताह में जन्म लेने वाले शिशुओं में 20% तथा 27 सप्ताह में जन्म लेने वाले केवल 5% शिशुओं में देखा गया है। फ्यूज्ड पलकों के आधार पर ही जीवन अक्षमता का आकलन नहीं करना चाहिए।

बाह्य जननांग, नर : वृषण के लटकाव का स्तर स्पर्श द्वारा अनुमान करें और रुगेशन के कोण को देखें।

बाह्य जननांग, मादा : अपरिपक्व पैदा हुए शिशु में लेबिया मिनोरा तथा भग उन्नत होते हैं, कभी-कभी अनुभवहीन परीक्षणकर्ता भग बढ़ने का संदेह व्यक्त करते हैं। परिपक्वता आने के साथ लेबिया मिनोरा मोटा भरा हुआ हो जाता है अतः अत्यधिक स्पष्ट हो जाता है। कुपोषण के शिकार भ्रूण शिशु का लेबिया मेजोरा अपेक्षाकृत पतला होता है।

शिशु का परीक्षण करते समय यह भी ध्यान रखना चाहिए कि शिशु गर्भावधि आयु के योग्य है अथवा नहीं जो कि शिशु की गर्भावधि आयु तथा जन्म भार पर निर्भर करता है। उदाहरण के लिए जन्म के समय कम भार वाला शिशु समय से पहले पैदा हो सकता है अथवा समय पर पैदा हो सकता है और इसके अनुसार गर्भावधि आयु हेतु छोटा अथवा उपयुक्त हो सकता है।

3. हृदय तथा श्वसनिक तन्त्र

सीवीएस परीक्षण में रंग, श्वसनिक प्रयास, हृदय गति, हृदय स्पन्दन, फीमोरल स्पन्दन तथा हृदय की ध्वनि की जाँच की जानी चाहिए और इसे पिछले अध्यायों में वर्णित किया गया है।

4. उदर

नवजात के उदर की पेशियाँ अविकसित होती हैं। अतः परीक्षण में अंगों और पिण्डों को नोट करना चाहिए। यकृत प्रायः 2-2.5 सेमी का स्पर्शनीय और दाहिने तटीय किनारों के नीचे स्थित

होता है। स्प्लीन धड़कने लायक नहीं होता है। दोनों यकृत पैदा होने के प्रथम दो दिनों के अन्दर स्पर्श कर अनुभव किये जा सकते हैं। नर शिशुओं में फीमोसिस सामान्य, वृषण सभी स्थितियों में स्पष्ट और लटके हुए न हों, हाइपोस्पैडियास, हाइड्रोसील आदि नोट करने चाहिए। मादा शिशुओं में, लेबिया मेजोरा बड़े, योनि से बाहर लटके हुए म्यूकस टैग देखे जा सकते हैं। माता के हॉरमोन सम्बन्धी विकार के कारण सफेद म्यूकस स्रावण के स्थान पर रक्तमिश्रित स्राव देखा जाता है जिसे 'स्यूडोमेंसेस' कहते हैं। माता-पिता को इस अस्थायी स्थिति के प्रति आश्वस्त रहना चाहिए। गुदा और मलाशय की जाँच उनकी स्थिति, प्रत्यक्षता तथा आकार के आधार पर करनी चाहिए।

5. त्वचा

पीलिया, नीलरोग, सायनोसिस, चकत्तों आदि के लिए नवजात की जाँच करें। लगभग सभी नवजात शिशुओं के जाँघ तथा कमर के निचले भाग पर नीले रंग के अनेक धब्बे दिखाई देते हैं जिसे 'मंगोलियन स्पॉट' कहते हैं। सभी नवजात शिशुओं में सफेद रंग के छोटे-छोटे धब्बे दिखाई देते हैं। नाक पर ये छोटे सफेद धब्बे 'मिलिया' तथा लाल आधार पर सफेद घाव 'एरिथेमा टॉक्सिकम' कहलाते हैं। ये स्थितियाँ अच्छी होती हैं और इनका उपचार नहीं किया जाना चाहिए।

6. कंकाल

'ओलिगोडैक्टिली', 'सिंडैक्टिली' तथा 'पॉलीएक्टिली' की विसंगतियों, क्लब फुट तथा कूल्हे की अव्यवस्था का निरीक्षण करें। शिशु को उल्टा लिटा दें और मेनिंगोमाइएलोसील तथा स्पाइना बाइफिडा तथा स्पाइन की त्रुटि की जाँच करें।

7. सिर

नवजात शिशु के सामान्य सिर की परिधि 33-38 सेमी होती है। कटने, खरोंच, फोर्सेप्स चिह्न, कैपट सक्सीडेनियम की जाँच करें। ब्रह्मरन्ध्र (Fontanelle) की जाँच करें। जड़वामनता के लक्षण युक्त, आईयूजीआर शिशुओं में ब्रह्मरन्ध्र चौड़ा खुला होता है। फटे होंठ और तालू की जाँच करें, माइक्रोग्नैथिया हेतु ठुड्डी की जाँच करें। कठोर तालू में छोटा, सफेद, पुटिका जिसे 'एब्स्टीन पर्ल्स' कहते हैं। यह सामान्य घटना है और कभी-कभी जन्म के समय एक दाँत भी उपस्थित हो सकता है।

8. तन्त्रिका तन्त्र

सभी अंगों का सही रूप में कार्य करना पेशियों की अविकृति जैसे जन्म के समय दम घुटना का सूचक है। ब्रैकियल प्लेक्सस के घाव से ऊपरी अंगों जैसे अर्ब्स पाल्सी में पक्षाघात (पैरालाइसिस) हो सकता है। बच्चे के रोने और चूसने पर ध्यान दें। इसके कारण तन्त्रिका तन्त्र में कोई दोष

उत्पन्न हो सकता है। नवजात के जन्म लेने के 5वें तथा 14वें दिन के भीतर प्राय: टिटेनस उभर जाता है अत: सीएनएस के अगले परीक्षण द्वारा इसे ध्यान में रखा जाना और देखभाल की जानी चाहिए।

एलिसिट मोरो प्रतिवर्तन अर्थात सिर का हाथ की हथेली पर अचानक 30 अंश के कोण पर गिरना, यह भुजाओं की प्रतिक्रिया और प्रसार को प्रदर्शित करेगा, ऊपरी अंगों का झुकाव और प्रतिक्रिया-यह तन्त्रिका तन्त्र के सुचारु होने का एक सूचक है।

9. आँखें

शिशु को थोड़ा सा थपथपाने पर उसके द्वारा तुरन्त आँखें खोलना, नेत्र रोग सब-कंजंक्टाइवल हैमरेज, मोतियाबिंद का परीक्षण करना तथा कॉर्निया के आकार का परीक्षण करना। बढ़ा हुआ कॉर्निया >10.5 सेमी कंजेनाइटल ग्लूकोमा का सूचक है।

10. एन्थ्रोपोमीट्रिक परीक्षण

शारीरिक परीक्षण के पश्चात भार, लम्बाई तथा सिर की परिधि रिकार्ड करने के लिए एन्थ्रोपोमीट्रिक परीक्षण किया जाता है।

(i) ***भार*** की माप शिशु के सभी वस्त्र उतारकर, 10 ग्राम की शुद्धता वाले पैमाने से की जाती है। प्रतिदिन आहार से पूर्व शिशु के भार की माप एक निश्चित समय पर की जानी चाहिए। 2500 ग्राम से कम भार वाले शिशुओं को न्यून भार वाले शिशु की श्रेणी में रखा जाता है। यह या तो अपरिपक्व प्रसव के कारण अथवा अन्तर्गर्भाशयी वृद्धि के धीमा होने के कारण होता है।

(ii) शिशु की ***लम्बाई*** शिशु को चित लिटाकर पैरों को फैलाकर इन्फैन्टोमीटर द्वारा अथवा टेप द्वारा सिर के ऊपरी भाग से पैर तक की लम्बाई मापी जाती है। औसत समय से पैदा हुए शिशुओं की लम्बाई 47-50 सेमी के बीच पाई जाती है।

(iii) ***सिर की परिधि:*** सिर के परिधि की माप अप्रसार्य फाइबर ग्लास टेप के प्रयोग द्वारा सिर के चारों ओर पिछले ऑक्सीपुट के उभरे भाग से सामने भौहों के ऊपर तक ली जाती है। निर्धारित समय पर पैदा हुए शिशुओं के सिर की सामान्य परिधि 34-36 सेमी के बीच पाई जाती है।

माता को दिया जाने वाला परामर्श

- **सामान्य**
  - यदि रोगी का स्वास्थ्य ठीक है और समय घटनारहित है, तो वह घर पर अथवा कार्यालय में अपना कार्य यथावत कर सकती है।

- प्रसवोत्तर व्यायाम 4–6 सप्ताह तक करते रहना चाहिए।
- माँ के रजोधर्म की असामान्यता सुनिश्चित करनी चाहिए जो परिवर्तनीय समय के पश्चात सामान्य हो जाती है।
- स्वास्थ्य का स्तर, भोजन अथवा अनुपूरक आहार उपचार सुधारने का परामर्श दिया जाना चाहिए।
- 6 माह के पश्चात अथवा इससे पूर्व यदि किसी कठिनाई का अनुभव हो तो प्रसूति सम्बन्धी जाँच करवानी चाहिए।
- कम से कम 2 वर्ष तक स्तनपान कराना चाहिए तथा उपयुक्त आयु पर उपयुक्त आहार देकर दूध छुड़ाना चाहिए।

- **परिवार नियोजन सम्बन्धी उपदेश**

प्रत्येक प्रसव के समय बच्चों के जन्म के अन्तराल तथा जन्म की सीमाओं के विषय में अवश्य चर्चा करनी चाहिए। छोटे परिवार रखने को अपनाना न केवल माँ और उसके परिवार के लिए बल्कि सम्पूर्ण राष्ट्र के लिए हितकारी होता है।

इकाई 6

नवजात शिशु की देखभाल

इस भाग में हम देखेंगे कि शिशु के जन्म के पश्चात के सप्ताहों और महीनों में क्या होता है। इस भाग के अन्तर्गत निम्नलिखित सम्मिलित हैं:

- शिशु का आहार तथा पोषण।
- स्वास्थ्य सम्बन्धी सामान्य चिन्ताएँ जो नवजात को प्रभावित करती हैं।

हम निम्नलिखित क्षेत्रों के अन्तर्गत सामान्य नवजात के विकास से सम्बन्धित सूचनाएँ भी सम्मिलित करेंगे :

- प्रसवोत्तर ऊँचाई तथा भार का विकास।
- प्रसवोत्तर कौशल का विकास।
- प्रसवोत्तर टीकाकरण।
- प्रथम वर्ष में विकास के स्तम्भ।

शिशु का आहार तथा पोषण

परिचय

आदर्श शिशु आहार के अन्तर्गत (1) लगभग 6 माह तक मात्र स्तनपान तथा इसके पश्चात स्तन–दुग्ध के अनुपूरक (प्रतिस्थापन नहीं) के रूप में अर्धठोस तथा ठोस भोजन तब तक देना जब तक शिशु क्रमशः सामान्य पारिवारिक भोजन (लगभग 1 वर्ष) न करने लगे। बाद वाले समय को (2) वीनिंग (Weaning, स्तनपान छुड़ाना) भी कहते हैं। वीनिंग का अर्थ स्तनपान समाप्त करना नहीं होता है। लगभग 4–6 माह की आयु में शिशु लार गिराना प्रारम्भ कर सकता है, हरीतिमा लिए मल त्याग कर सकता है, स्तनपान के उपरान्त भी असन्तुष्ट रह सकता है तथा पर्याप्त भार अर्जित नहीं कर सकता है; माता शिकायत कर सकती है कि उसे "शिशु को लगातार स्तनपान कराना पड़ता है" तथा यह कि शिशु स्तन दुग्धरहित होने के पश्चात भी और अधिक पीने के लिए कहता है–इस आयु में आयु के अनुकूल ठोस भोजन इन असन्तुलनों को ठीक कर सकेगा।

असामान्य ढंग से शिशु का स्तनपान प्रायः आत्मविश्वास में कमी तथा अवहेलना के परिणामस्वरूप होता है तथा भ्रान्तियों के परिणामस्वरूप शिशु आहार का अनुपयुक्त प्रबन्धन होता है। इसमें चिन्तन के प्रमुख क्षेत्रों के अन्तर्गत खीस (Colostrum) न पिलाना अथवा कम पिलाना या लगभग 80 प्रतिशत माताओं द्वारा देर से स्तनपान प्रारम्भ कराना, जीवन के प्रथम चार महीनों में 80–85% मात्र स्तनपान न कराना, बाजारू शिशु दुग्ध आहार का अनावश्यक प्रयोग तथा पशुओं का दूध, शीघ्र ही स्तनपान बन्द करा देना तथा अर्द्धठोस आहार का समय-पूर्व अथवा देर से प्रारम्भ कराना है जो प्रदूषित, कम कैलोरी घनत्व का तथा बहुत कम मात्रा में देना हो सकता है। इस प्रकार के अपर्याप्त आहार, प्रत्यक्ष अथवा परोक्ष रूप से शिशुओं में शिशु रोगों, कुपोषणों तथा शिशु-मृत्यु की ओर ले जाने में पर्याप्त योगदान देते हैं।

उचित शिशु आहार का उद्देश्य शिशु की उन्नत देखभाल, वृद्धि तथा विकास हेतु उपयुक्त आहार क्रियाओं को बढ़ावा देना, प्रोटीन ऊर्जा कुपोषण (पीईएम) के प्रसार, विटामिन 'ए' की कमी तथा संक्रामक रोगों विशेषकर डायरिया को कम करना एवं उत्तरजीविता को उन्नत करना है। परिवारों को उचित शिशु आहार देने की विधियों के विषय में प्रशिक्षित करना अत्यन्त महत्त्वपूर्ण है।

स्तनपान

1. स्तनपान के लाभ

स्तनपान उतना ही प्राचीन है जितनी कि मनुष्य जाति। इस ग्रह पर लगभग 4900 स्तनधारी प्रजातियाँ हैं। केवल मानव जाति ही सम्भवतः ऐसी जाति है जिसे स्तनपान की कला तथा लाभों के विषय में स्मरण कराना तथा प्रशिक्षित करना पड़ता है। प्रत्येक स्तनधारी का दूध जाति विशेष के लिए होता है जो उसके शिशु के उचित विकास की समग्र आवश्यकताओं की पूर्ति करता है। सभी जन्तु अपना स्वयं का दुग्ध अपने बच्चों को सेवन कराते हैं। यह प्रमाणित वैज्ञानिक तथ्य है कि सभी बाजारू शिशु दुग्ध आहार तथा जन्तुओं के दुग्ध माता के स्तन के दुग्ध से निम्न कोटि के होते हैं।

(i) माता का दूध शिशुओं के लिए पौष्टिक भोजन होता है जो तुरन्त तैयार, पिलाने में सरल, स्वास्थ्यप्रद, भावनात्मक प्रेम का विकासक तथा एलर्जिक विकारों को रोकने वाला होता है।

(ii) स्तनपान डायरिया सहित अनेक संक्रामक रोगों तथा श्वसनिक संक्रमणों से बचाता है तथा जीवन की रक्षा करता है। मरने वाले शिशुओं में से मात्र स्तनपान न करने वाले शिशुओं की अपेक्षा मात्र स्तनपान पर निर्भर शिशु के डायरिया से मरने की सम्भावना 14 गुना कम, श्वसनिक संक्रमण से 3 से 4 गुना कम तथा अन्य संक्रमणों से 2 से 3 गुना कम होती है।

(iii) स्तन का दूध कृत्रिम दूध अथवा पाउडर दुग्ध आहार की अपेक्षा अत्यधिक किफायती होता है-शिशु सूत्र के अनुसार 6 माह के शिशु को एक महीने स्तनपान कराने का औसत व्यय एक व्यक्ति की औसत मासिक आय के लगभग बराबर हो सकता है।

(iv) शिशु को "एकमात्र" स्तनपान कराना प्रसवोत्तर काल के प्रथम 4-6 माह में तीव्र गर्भ-निरोधक का कार्य करता है।

(v) माता को इसके लाभ के रूप में प्रसव पश्चात रक्तस्राव से जल्द मुक्ति तथा स्तन एवं डिम्बग्रन्थि में कैंसर के खतरे से भी रक्षा होती है।

(vi) स्तनपान से माता तथा शिशु के बीच लम्बे समय तक भावनात्मक लगाव बना रहता है।

2. गर्भावस्था के दौरान स्तनपान की तैयारियाँ

वास्तव में स्तनपान की तैयारी गर्भावस्था की बीच की अवधि में ही प्रारम्भ कर देनी चाहिए। प्रत्याशित माता, विशेष रूप से प्रिमिपैराज तथा वे जिन्हें इससे पूर्व दुग्ध प्रबन्धन में कठिनाई का अनुभव हुआ हो, उन्हें केवल स्तनपान कराने के प्रेरित एवं तैयार करना चाहिए। यह लक्ष्य व्यक्तिगत रूप से स्तनपान के लाभों तथा प्रबन्धन के विषय में प्रशिक्षित करके प्राप्त किया जाना चाहिए। स्तनों की मालिश, खीस की व्यंजना तथा स्वच्छता का ध्यान गर्भावस्था के अन्तिम चार सप्ताहों में विशेष रूप से रखना चाहिए। गर्भवती माताओं को दैनिक घरेलू भोजन के साथ अतिरिक्त सहायक भोजन कुछ हरी सब्जियों सहित खाने का परामर्श देना चाहिए। प्रत्याशित माता को अन्तिम तिमाही में आधे से एक घण्टे का अतिरिक्त आराम तथा यदि सम्भव हो सके तो अपेक्षाकृत हल्के कार्य करने चाहिए।

3. स्तनपान प्रारम्भ करना

व्यावहारिक रूप में लगभग सभी माताएँ तथा हल्के तथा मध्यम श्रेणी के पुराने कुपोषण से ग्रस्त माताएँ सफलतापूर्वक स्तनपान करा सकती हैं। प्रसव के तुरन्त पश्चात माता को नवजात के साथ रहने (रूमिंग-इन) की अनुमति देनी चाहिए। स्तनों को दिन में एक बार धोया जा सकता है तथा चुचूकों को कम से कम धोना चाहिए। स्तनपान के समय स्वच्छ चोली (अंगिया) से ढकना स्तनपान में सहायक होता है। माता और विशेष रूप से प्रथम प्रसव वाली माता को स्तनपान के लिए उचित आसन हेतु सहायता की आवश्यकता पड़ सकती है। यदि सम्भव हो सके तो माता को स्तनपान प्रारम्भ करने से पूर्व हाथ धो लेने चाहिए।

प्रथम स्तनपान : सामान्य प्रसव के पश्चात नवजात शिशु को जन्म के आधे से एक घण्टे के भीतर अथवा यथाशीघ्र प्रथम स्तनपान मिल जाना चाहिए। इस अवधि में तथा बाद में, सामान्य नवजात शिशु को कोई अन्य तरल अथवा भोजन जैसे शहद, 'घुट्टी', पशु अथवा

पाउडर का दूध, चाय, पानी, ग्लूकोज का पानी आदि नहीं देना चाहिए क्योंकि ये हानि पहुँचा सकते हैं। सिजेरियन सेक्शन के पश्चात प्रसव होने के 2 घण्टे के भीतर अथवा यथाशीघ्र स्तनपान प्रारम्भ कर देना चाहिए। माता को शिशु के स्तनपान के लिए 1 या 2 दिन सहायता की आवश्यकता पड़ सकती है।

खीस (Colostrum) : शिशु को सबसे पहले निकलने वाले दूध, जिसे खीस कहते हैं, देना आवश्यक होता है जो कि गाढ़ा तथा बाद में निकलने वाले दूध की अपेक्षा अत्यधिक पीला होता है और यह प्रथम कुछ दिनों में थोड़ी मात्रा में ही निकलता है। खीस एक सम्पूर्ण भोजन है जिसकी इस समय शिशु को आवश्यकता होती है–इसके लिए किसी पूरक आहार और यहाँ तक कि पानी की आवश्यकता भी नहीं पड़ती है।

समय-अनुसूची : स्तनपान उसी समय प्रारम्भ करा देना चाहिए जब भी शिशु को इसकी आवश्यकता हो तथा उतनी देर तक कराना चाहिए जब तक शिशु इसे चूसना चाहे। इसके लिए कोई निश्चित आवृत्ति अथवा चूसते रहने की अवधि नहीं है। प्रायः प्रथम सप्ताह में 3–4 घण्टे के अन्तराल पर अथवा शिशु की जरूरत अनुसार लगभग 10–15 मिनट के चूषण समय की स्तनपान अनुसूची स्थापित हो जाती है। अनुवर्ती स्तनपान में स्तनों को बदलते रहना चाहिए।

रात्रि में स्तनपान : प्रारम्भिक दिनों में रात्रि में स्तनपान की आवश्यकता पड़ सकती है। यह न केवल स्तनों की अतिरिक्त भरावट एवं कठोरता को दूर करता है बल्कि शिशु की गहरी एवं शान्त निद्रा को भी सुनिश्चित करता है। परन्तु जैसे-जैसे दिन बीतते जाते हैं, शिशु 3–4 घण्टे के लयबद्ध स्तनपान से सन्तुष्ट हो जाता है और उसे रात्रि में बिना स्तनपान के गहरी नींद आ सकती है। नियम के अनुसार रात्रि में भी शिशु को तब तक स्तनपान कराते रहना चाहिए जब तक कि उसे रात्रि में स्तनपान की आवश्यकता महसूस होती रहे।

स्तनपान की तकनीक : माता तथा शिशु को एक आरामदायक स्थिति में होना चाहिए। बैठकर स्तनपान कराते समय माता शिशु को अपनी गोद में ढालू स्थिति में बैठाती है; शिशु का सिर उसके उस हाथ पर होता है जिस ओर का स्तन पिलाना है, सिर थोड़ा बाहर की ओर रहता है। माता को सम्पूर्ण स्तन अपने हाथ में पकड़ लेना चाहिए और अपने चूचुकों को शिशु को मुख में इस प्रकार प्रवेश कराना चाहिए कि न केवल चुचूक बल्कि सम्पूर्ण एरियोला (स्तन का कालिमायुक्त वलय) शिशु के मुँह में हो [उचित लैचिंग-ऑन (मजबूती से पकड़ना)]। रात्रि में सोने के कारण अथवा बीमारी के कारण लेटकर स्तनपान कराने के लिए माता शिशु को अपने हाथों तथा धड़ के बीच में ला सकती है। नवजात शिशु अपना मुँह और चेहरा उसी ओर घुमा लेता है जिसका उसके गालों से स्पर्श हो जाता है। इसे 'रूटिंग रीफ्लेक्स' कहते हैं। इस प्रयोग का एक लाभ भी है। माता को अपने स्तनों को शिशु के गाल से स्पर्श करने के लिए कहा जाता है।

शिशु द्वारा इसे उचित तरीके से लैच-ऑन करना चाहिए जैसा कि ऊपर वर्णन किया गया है, अपने मुँह से एरिओला को पकड़ना तथा दबाना चाहिए ताकि वह माता के स्तन से दूध प्राप्त कर सके।

वायु बाहर निकालना: सभी शिशु चूषण के समय विभिन्न मात्राओं में वायु निगल जाते हैं। इस वायु को बाहर निकालने के लिए शिशु को छाती के सम्मुख सीधा खड़ा करना चाहिए और पीठ को तब तक थपथपाते रहना चाहिए जब तक शिशु वायु को बाहर न निकाल दे। प्रत्येक स्तनपान के पश्चात वायु को निकाल देना उत्तम रहता है ताकि शिशु का पेट खाली हो सके और उसे पुन: आहार दिया जा सके।

स्तनपान की पर्याप्तता: कुछ माताओं को यह घबराहट रहती है कि उनके स्तन का दूध शिशु की पोषक आवश्यकताओं को पूरा नहीं कर सकेगा। उन्हें यह आश्वासन देना चाहिए कि स्तनपान सभी परिस्थितियों में सन्तोषजनक होता है और शिशु अनेक कारणों से चिल्ला सकता है जिनमें अकेलापन भी सम्मिलित है। प्राय: सन्तुष्ट शिशु स्तनपान के पश्चात 2-4 घण्टे तक सोता है, प्रत्येक 2-3 घण्टे के अन्तराल पर मूत्रत्याग करता है, क्रीड़ा की मुद्रा कर सकता है और सामान्य दर से भार में वृद्धि करता है। स्तनपान की पर्याप्त जाँच के लिए सदैव परीक्षण स्तनपान कराना आवश्यक नहीं है।

सफल स्तनपान को बाधित करने वाली सामान्य कठिनाइयों के अन्तर्गत माता में आत्मविश्वास की कमी, त्रुटिपूर्ण नर्सिंग तकनीक, एरिओला पर शिशु के होठों की अनुचित स्थिति तथा थकान, अपर्याप्त पोषण अथवा प्रसव पश्चात अवसाद के कारण माता को तनाव लाते हैं। स्तन सम्बन्धी समस्याएँ जैसे अतिरक्तता, फटे चूचुक तथा संक्रमण के कारण भी सफल दुग्धस्राव बाधित होता है।

4. एकमात्र स्तनपान

प्रथम कुछ माह तथा जहाँ तक सम्भव हो सके लगभग 6 माह, ''एकमात्र'' स्तनपान की क्रिया जारी रखनी चाहिए; शिशुओं को किसी अतिरिक्त भोजन या पानी अथवा किसी अन्य तरल जैसे चाय, हर्बल वाटर, ग्लूकोज का पानी, फलों का रस आदि की आवश्यकता नहीं होती है। स्तन का दूध अकेले ही यहाँ तक कि देश की घोर गर्मी तथा शुष्क परिस्थितियों में भी हाइड्रेशन सम्बन्धी आवश्यकताओं की पूर्ति करता है।

5. दुग्धस्राव करने वाली माता का आहार

दुग्धस्राव करने वाली माता को दैनिक घरेलू भोजन के साथ अतिरिक्त सहायक भोजन तथा नियमित रूप से हरी सब्जियाँ खाने का परामर्श देना चाहिए। किसी विशेष भोजन का निषेध नहीं होता है परन्तु अत्यधिक कैफीन, तम्बाकू तथा अल्कोहल आदि के सेवन से बचना चाहिए।

6. महत्त्वपूर्ण विशिष्ट स्थितियाँ

(a) ***जन्म के समय कम भार वाले शिशु :*** जिन शिशुओं का भार जन्म के समय कम होता है उनके लिए माता का दूध सर्वोत्तम होता है। समय सीमा रेखा पर पैदा हुए शिशु तथा कम भार वाले अविकसित शिशु स्तन द्वारा दुग्धपान सरलता से कर सकते हैं और उन्हें आवश्यकतानुसार स्तनपान कराना चाहिए। परन्तु जन्म के समय कम भार वाले तथा अन्य किसी बीमारी से ग्रस्त शिशु जो स्तनपान में असमर्थ हों, उन्हें उचित तकनीक द्वारा फॉर्मूला फीड की प्राथमिकता के अनुसार एक्सप्रेस्ड स्तन-दुग्ध देना चाहिए जैसे कप तथा चम्मच, नली, 'पलादाई' आदि को साफ करके प्रयोग में लाना। शिशु को स्तनों के पास "अपोषित चूषण" हेतु यथासम्भव शीघ्र लाना चाहिए चाहे भले ही शिशु अधिक समय तक स्तनपान न कर सके। ऐसे शिशु जो समय से पूर्व पैदा हुए हों और बीमार हों, अधिक देर तक स्तनपान में सक्षम न हों उनकी माताओं को अपोषित स्तनपान के लिए परामर्श देना चाहिए।

(b) ***शिशु में सामान्य बीमारी :*** बीमार शिशु के लिए माता का दूध आसानी से सुपाच्य होता है। मानव दुग्ध शिशु सम्बन्धी रोगों के लिए सर्वोत्तम तथा डायरिया एवं श्वसनिक संक्रमण रोकने में सहायक होता है। अत: ऐसी बीमारियों से बचने के लिए स्तनपान अवश्य कराना चाहिए। यदि शिशु कम उत्सुकता से अथवा कम समय के लिए स्तनपान कर पाता हो तो उसे कई बार स्तनपान कराना चाहिए। परन्तु गम्भीर बीमारी की दशा में शिशु को स्तनपान के स्थान पर किसी अन्य प्रकार का आहार नहीं देना चाहिए।

(c) ***माता की बीमारी :*** माता को सामान्य बीमारी के कारण स्तनपान कराना नहीं बन्द करना चाहिए। स्तन में सूजन, स्तन व्रण तथा मूत्राशय नलिका संक्रमण, तपेदिक, हिपैटाइटिस तथा अन्य विषाणुजनित बीमारियों सहित संक्रामक बीमारियों की दशा में भी स्तनपान कराना चाहिए। परन्तु यदि माता एचआईवी पॉजिटिव है तो गर्भावस्था के प्रारम्भ से ही परामर्श सेवा उपलब्ध करानी चाहिए। माता-पिता को शिशु के वैकल्पिक आहार के विषय में 'पूर्ण सूचित निर्णय' से अवगत कराना चाहिए और उनके निर्णय को जितना सुरक्षित सम्भव हो सके कार्यान्वित करना चाहिए।

शारीरिक रूप से अक्षम करने वाली बीमारी के कारण स्तनपान रोक देना चाहिए। मनोविकृति असामान्य मातृ व्यवहार के कारण स्तनपान का प्रतिसूचक है। इन स्थितियों में, जहाँ भी सम्भव हो, स्तन को दुग्धस्त्रावण करते रहने के लिए रिक्त कर लेना चाहिए।

(d) ***माता द्वारा औषधि ग्रहण :*** स्तनपान कराने वाली माता को औषधि उपचार नहीं करना चाहिए तथा यदि आवश्यक हो तो कोई सुरक्षित विकल्प प्रदान करना चाहिए। औषधि ग्रहण स्तनपान प्रारम्भ के समय अथवा तुरन्त बाद होना चाहिए। सुरक्षित स्तनपान के समय सामान्य रूप से अनेक औषधियाँ ऐसी हैं जिनका सेवन किया जा सकता है। केवल कुछ औषधियाँ स्तनपान के क्रम को रोकने के लिए अनिवार्य होती हैं जैसे कैंसररोधी तथा एन्टीथायराइड थेरेपी, रेडियोएक्टिव प्रीपरेशन्स, अरगट, स्वर्ण लवण, लिथियम आदि।

(e) ***स्तनपान के विकल्प :*** किन्हीं कारणों से यदि माता अपने शिशु को (5 से 6 माह की आयु से कम) स्तनपान नहीं करा सकती है, उदाहरण के लिए काम करने वाली माता, तो अन्य किसी पशु अथवा फॉर्मूला दुग्ध के स्थान पर उसका एक्सप्रेस्ड दूध शिशु को पिलाना चाहिए।

किन्हीं परिस्थितियोंवश यदि ऐसा करना पड़ता है तो मानव दुग्ध के अतिरिक्त प्रथम 6 माह की आयु के शिशु को परिवार द्वारा प्रयोग में लाये जाने वाला दूध देना चाहिए और बाजारू दूध देने से बचना चाहिए। भैंस के दूध को गर्म करके कमरे के तापमान पर ठण्डा करके उसकी क्रीम निकालकर अतिरिक्त वसा समाप्त करके शिशु को पिलाना चाहिए।

छोटे शिशु जो पूर्ण रूप से भैंस अथवा गाय के दूध पर निर्भर हैं, उन्हें दूध में शुद्ध जल मिलाकर देना चाहिए। निपल वाली बोतल के स्थान पर साफ कप एवं चम्मच का प्रयोग करना चाहिए। परन्तु शिशु को केवल कप से भी (बिना चम्मच के) दूध पिलाया जा सकता है जिससे जल्दी दूध पिलाया जा सकता है। यहाँ तक कि नवजात शिशु को भी कप से दूध पिलाया जा सकता है।

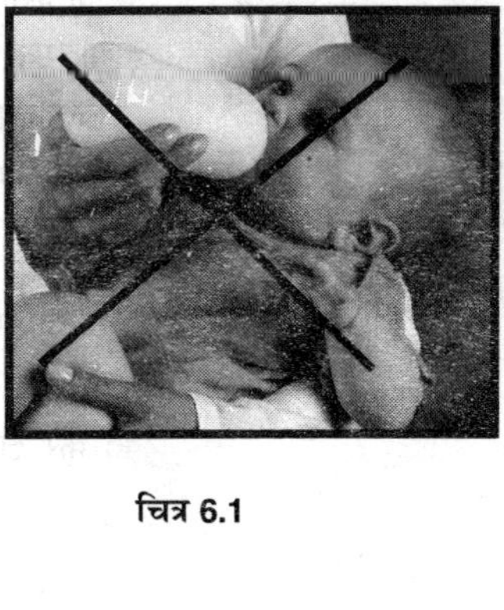

चित्र 6.1

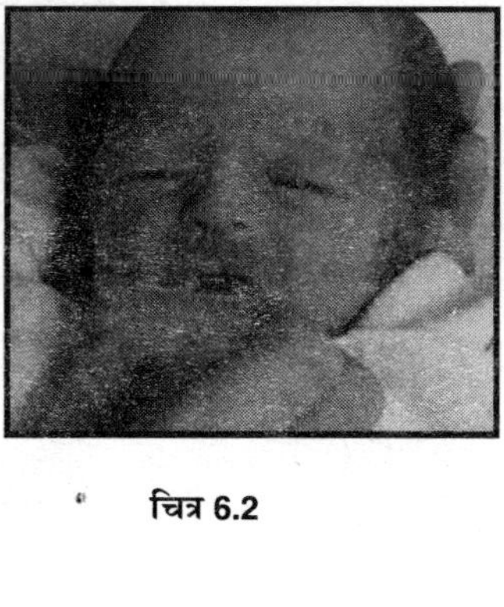

चित्र 6.2

(f) ***डिस्पोजेबल सिरिंज के प्रयोग द्वारा उल्टे चूचुकों का उपचार :*** यदि चुचूक ठीक नहीं हैं तो उल्टे चूचुक से दुग्धस्त्रावण नहीं हो पाता है क्योंकि पर्याप्त स्तनीय दुग्ध की आपूर्ति तथा प्रारम्भ होने के लिए चूषण एक अत्यन्त महत्त्वपूर्ण उद्दीपक है। उल्टे चुचूकों की पहचान करके उन्हें उपचार द्वारा जन्म से पूर्व ही ठीक करना चाहिए। उल्टे चूचुक के उपचार के रूप में डिस्पोजेबल सिरिंज के प्रयोग द्वारा एक साधारण उपकरण का प्रयोग करना चाहिए। इसके बहुत ही उत्साहवर्धक परिणाम आये हैं।

10 मिली डिस्पोजेबल सिरिंज के नोजल वाले सिरे को काट दिया जाता है और पिस्टन को कटे हुए सिरे की ओर लगाया जाता है। माता अपने स्तन के एरिओला के ऊपर पिस्टन के चिकने सिरे को लगा लेती है और पिस्टन को धीरे-धीरे लगभग 1 मिनट तक खींचती है। इससे चुचूक सिरिंज में आ जायेगा। खिंचाव को कम करके वह इसे धीरे-धीरे छोड़ती है। जब चूचुक उभर आता है तो इसे शिशु के मुँह में लगा देना चाहिए। इस प्रकार शिशु सरलता से स्तनपान करने लगता है। चूचुक थोड़ा अन्दर की ओर हो सकता है परन्तु प्रत्येक बार प्रयास करने से चूचुक का उभार विकसित हो जाता है। यह प्रक्रिया 3-5 दिनों तक दिन में कई बार की जानी चाहिए। इससे चूषण द्वारा चूचुक के अन्दर दबने की क्रिया सिरिंज द्वारा तथा शिशु के चूषण द्वारा स्थायी रूप से ठीक हो जायेगी।

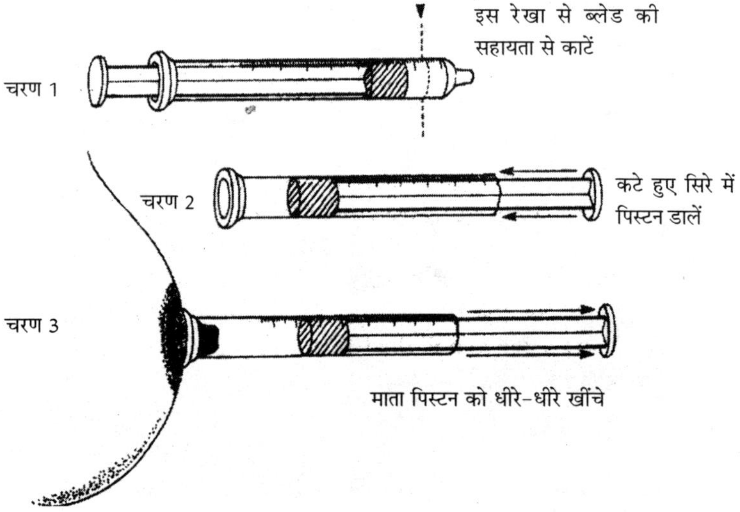

चित्र 6.3

अर्द्ध ठोस तथा ठोस आहार सम्मिलित करना

1. उचित सम्मिलन का महत्त्व

6 माह की आयु तक माता का दूध शिशु के लिए सभी पोषक आवश्यकताओं की पूर्ति करता है और शिशु की वृद्धि एवं विकास को क्रमिक रखता है। 6 माह की आयु के पश्चात, बढ़ते हुए शिशु को अधिक ऊर्जा की आवश्यकता होती है और अनेक माताएँ शिशु के लिए पोषण की समस्त आवश्यकताओं की पूर्ति हेतु दुग्ध स्रावित करने में सक्षम नहीं होती हैं और इसलिए शिशु के विकास को निरन्तर बनाये रखने के लिए अतिरिक्त आहार देने की आवश्यकता होती है। अतः इस स्थिति में, जब स्तनपान कराया जा रहा हो तो दिन में एक बार घर का बना पूरक अर्द्ध ठोस आहार शिशु को दिया जाना चाहिए। केवल स्तनपान पर निर्भर शिशु के लिए देर से प्रारम्भ किया गया ठोस आहार कुपोषण का कारण बन सकता है। इन आहारों का अनुचित ढंग से प्रयोग निम्नलिखित खतरों को जन्म दे सकता है: (i) अस्वास्थ्यप्रद आहार से संक्रमण के कारण डायरिया, तथा (ii) कम बार आहार देने के कारण अपर्याप्त कैलोरी तथा निम्न कैलोरी स्तर का अतिरिक्त भोजन देने के कारण कुपोषण।

2. अर्द्ध ठोस आहार देने का समय

स्तन के दूध के अनुपूरक के रूप में अर्द्ध ठोस आहार का प्रवेश लगभग 6 माह की आयु के बाद होना चाहिए। शिशु के विकास और शारीरिक परिपक्वता के अनुसार अर्द्ध ठोस आहार देने का निर्णय व्यक्तिगत स्तर पर निर्देशित होना चाहिए। सामान्य स्तनपान में किसी बाधा को न्यूनतम करने के लिए स्तनपान के बीच में अर्द्ध ठोस आहार विशेष रूप से देना चाहिए।

3. स्तनपान की निरन्तरता

सर्वप्रथम स्तन का दूध शिशु का प्रमुख आहार होता है तथा स्तनपान के साथ दिया जाने वाला आहार अतिरिक्त होता है। बाद में जब अर्द्ध ठोस आहार की मात्रा बढ़ती जाती है तो भी स्तन का दूध शिशु के आहार का प्रमुख घटक होता है। स्तनपान जितना अधिक सम्भव हो सके कराते रहना चाहिए जो कि दो वर्ष की आयु तक उपयुक्त है।

4. आहार के दिशा-निर्देश

(a) *सामान्य पारिवारिक आहार से अतिरिक्त आहार का निर्माण :* स्तनपान छुड़ाते समय (अनुपूरक) आहार सामान्य घरेलू आहार से ही मोटा परन्तु पीसकर (मुलायम बनाकर) विभिन्न रूपों में तैयार किया जाना चाहिए। जितना सम्भव हो सके बाजारू अनुपूरक आहार के प्रयोग से बचना चाहिए। घर में पात्र द्वारा दिया जाने वाला भोजन

पीसा हुआ तथा बिना मिर्च मसालेदार और अतिरिक्त नमकहीन होना चाहिए जिसके साथ कुछ अतिरिक्त आहार जैसे तेल/वसा तथा हरी सब्जियाँ देनी चाहिए जो कि सस्ती तथा समय बचाने वाली होती हैं और शिशु पारम्परिक भोजन का धीरे-धीरे अभ्यस्त हो जाता है।

(b) ***पोषक तत्वों के मूल्यों को बढ़ाना :*** दाल (प्रोटीन हेतु) सहित प्रमुख अनाज, तेल/वसा/शर्करा (कैलोरी घनत्व को बढ़ाने हेतु) तथा हरी सब्जियाँ (प्रमुख रूप से विटामिन ए, बी तथा सी एवं लौह तत्व हेतु) मिलाकर इन आहारों के पोषक तत्वों में वृद्धि करनी चाहिए। अनाजों तथा दालों के मिश्रण (इडली, डोसा, पोंगल, खिचड़ी, मिस्सी रोटी आदि) के सामान्य आहार पैटर्न से लाभ प्राप्त करने के लिए कुछ तेल/वसा/शर्करा तथा हरी सब्जियों का आहार में मिश्रण करना चाहिए। स्तनपान छुड़ाने के आहार को पतला करना तथा पतली दलिया एवं मसूर अथवा हरी सब्जियों का पानी पूर्ण रूप से निषेध करना चाहिए। पशुओं का दूध, दुग्ध उत्पाद, फल, अण्डे, मछली अथवा मांस यदि परिवार में खाया जाता हो और खरीदा जा सकता हो तो दिया जा सकता है। स्तनपान छुड़ाने के आहारों को अनाजों/अन्नों की अधिकता को माल्टिंग द्वारा कम किया जा सकता है।

(c) ***आहार की आवृत्ति, मात्रा तथा स्थिरता-बढ़ती आयु से सम्बद्ध दिशा निर्देश :*** प्रत्येक शिशु के आहार की मात्रा आवश्यकतानुसार कम या अधिक हो सकती है। इसलिए सामान्यत: माताओं को परामर्श दिया जाता है कि वे सामान्य घरेलू भोजन पर आधारित मिश्रित पौष्टिक भोजन तैयार करें और इसे खाने के लिए शिशु की इच्छा पर छोड़ दें। परिवार तथा स्वास्थ्यकर्मी द्वारा आकलित बच्चे की सामान्य गतिविधियाँ और वृद्धि सुविधा एवं उपलब्धता के अनुसार कई बार बच्चे के भारमापन द्वारा ज्ञात करके आहार की पर्याप्तता का अनुमान लगाया जा सकता है। फिर भी निम्नलिखित आहार सम्बन्धी दिशा-निर्देश प्रस्तुत किये जा सकते हैं :

(i) ***लगभग छः माह की आयु :*** तेल/वसा तथा/अथवा पशु दुग्ध (यदि सम्भव हो) अथवा मसले हुए फल जैसे केला (अथवा अन्य मौसमी फल जैसे पपीता, आम आदि) से भरपूर अनाज आधारित दलिया (सूजी, गेहूँ का आटा, चावल, रागी, ज्वार आदि) से आहार प्रारम्भ किया जा सकता है। एक या दो चम्मच से प्रारम्भ करके धीरे-धीरे इसकी मात्रा व आवृत्ति बढ़ाते जाना चाहिए। इस चरण के अन्त में शिशु द्वारा लगभग 50 से 60 ग्राम भोजन (आधा कप) प्रतिदिन आहार ग्रहण किया जाना चाहिए।

(ii) छः से नौ माह की आयु : 6 से 9 माह की आयु के शिशु को घरेलू भोजन (मसला हुआ चावल-दाल, खिचड़ी, दाल में भीगी छोटी चपाती, दही, मसली हुई सब्जियाँ, फल आदि जो थोड़े तेल/वसा तथा हरी सब्जियों से परिपूरित हों) का अभ्यस्त हो जाना चाहिए। उन्हें नियमित स्तनपान के साथ-साथ दिन में 4 से 5 बार यह भोजन देना चाहिए।

(iii) नौ से बारह माह की आयु : लगभग 9 माह की आयु के शिशु मुलायम भोजन चबाना प्रारम्भ कर सकते हैं। इस समय भोजन को मसलने की आवश्यकता नहीं होती है परन्तु यदि आवश्यक हो तो इसे काटा अथवा बारीक किया जा सकता है। दिन में चार से पाँच बार विभिन्न घरेलू भोजन देना चाहिए और धीरे-धीरे इसकी मात्रा बढ़ाते जाना चाहिए। लगभग 1 वर्ष के बालक को घर का पका हुआ भोजन दिन में चार से पाँच बार खाना प्रारम्भ कर देना चाहिए। एक से दो वर्ष के बालक को माता के भोजन की आधी मात्रा तक खानी प्रारम्भ कर देनी चाहिए।

5. स्तनपान छुड़ाने वाले भोजन की तैयारी तथा संग्रहण

दूषित होने से बचाने के लिए स्तनपान छुड़ाने वाले भोजन की स्वास्थ्यप्रद तैयारी तथा संग्रहण अत्यन्त महत्त्वपूर्ण है। भोजन तैयार करने तथा खिलाने से पूर्व अपने हाथों को साबुन तथा पानी से धो लेना चाहिए तथा भोजन पकाने का स्थान एवं बर्तन साफ होने चाहिए। भोजन ताजा, पका हुआ अथवा भली प्रकार उबला होना चाहिए तथा यथासम्भव जब उन्हें खिलाना हो तो तुरन्त तैयार करना चाहिए। यदि भोजन दो घण्टे से रखा हुआ हो इसे खिलाने से पूर्व पुनः उचित ढंग से उबलने तक गर्म कर लेना चाहिए।

6. सामान्य बीमारियों के दौरान और पश्चात का आहार

डायरिया, श्वसनिक संक्रमण आदि जैसी सामान्य बीमारियों के होने के दौरान तब तक निरन्तर आहार देते रहना चाहिए जब तक कि बच्चे की औषधीय दशा इसके विपरीत न हो। भोजन को पतला अथवा उस पर प्रतिबन्ध नहीं करना चाहिए। अरुचि के बावजूद शिशु को भोजन के लिए राजी कराना चाहिए और कम अन्तराल (2-3 घण्टे) पर कई बार खिलाना चाहिए। बीमारी के बाद बच्चे को सामान्य आहार की अपेक्षा अधिक भोजन देना चाहिए ताकि उसके खोये हुए भार को पुनः प्राप्त किया जा सके।

उचित शिशु आहार के प्रोत्साहन के लिए यह आवश्यक है कि वर्तमान स्वास्थ्य ढाँचा तथा माता और शिशुओं के लिए अन्य विकास सम्बन्धी कार्यक्रमों का पूर्ण उपयोग किया जाये (तालिका 6.1)।

महत्त्वपूर्ण संदेश

1. प्रत्येक गर्भवती महिला को स्तनपान के लाभ एवं प्रबन्धन के बारे में सूचित किया जाये।
2. माताओं को शिशु के जन्म लेने के आधे घण्टे के भीतर स्तनपान प्रारम्भ कराने हेतु सहायता दी जाये; उन्हें दिखाएँ कि किस प्रकार स्तनपान कराना चाहिए तथा रूमिंग इन अर्थात चौबीसों घण्टे शिशु को साथ रखना चाहिए।
3. नवजात शिशु को स्तन दुग्ध के अतिरिक्त कोई अन्य आहार अथवा पेय नहीं देना चाहिए। जब तक चिकित्सक ऐसा करने का आदेश न दे। आवश्यकतानुसार स्तनपान को प्रोत्साहित करना चाहिए।
4. 6 माह की आयु तक केवल स्तनपान कराना चाहिए।
5. बच्चे को स्तनपान के रूप में किसी प्रकार के कृत्रिम चुचूक अथवा पैसीफायर (जिन्हें डमी अथवा सूदर भी कहते हैं) नहीं देने चाहिए।

तालिका 6.1 : प्रोत्साहक गतिविधियों हेतु परिचालक दिशा-निर्देश

सम्पर्क बिन्दु	**प्रोत्साहक गतिविधि**
प्रसव-पूर्व जाँच मातृत्व टिटेनस टॉक्सायड प्रबन्धन	प्रिमिपैरा तथा जिन्हें पूर्व में किसी कठिनाई का अनुभव हुआ हो उन्हें विशेष रूप से एकमात्र स्तनपान हेतु प्रेरित करना चाहिए तथा उसके लाभों के विषय में सूचित करना चाहिए। तृतीय तिमाही में चूचुकों तथा स्तनों की जाँच करानी चाहिए। पर्याप्त आहार तथा आराम के लिए परामर्श देना चाहिए। खीस पिलाने के लिए प्रोत्साहित करना चाहिए। प्रीलैक्टियल आहार से बचना चाहिए।
प्रसव	जन्म के आधे घण्टे के अन्दर प्रथम खीस का स्तनपान कराना सुनिश्चित करना चाहिए। प्रथम छः माह तक एकमात्र स्तनपान कराने का परामर्श देना चाहिए। अन्य किसी तरल/भोजन देने से रोकना चाहिए। स्तनपान की कला के विषय में बताना चाहिए तथा प्रथम शिशु की दशा में स्तनपान की उचित मुद्रा चित्र द्वारा बतानी चाहिए। शिशु को साथ रखने का अभ्यास करें।
प्राथमिक टीकाकरण डीपीटी तथा ओपीवी हेतु (प्रथम, द्वितीय तथा तृतीय खुराक)	एकमात्र स्तनपान कराना सुनिश्चित करें। दुग्ध प्रबन्धन सम्बन्धी किसी व्यावहारिक कठिनाई का निराकरण करें। तीसरी खुराक-सामान्य घरेलू आहार के अन्तर्गत ही अर्द्ध ठोस आहार देने की सलाह दें; बढ़ती उम्र से सम्बन्धित दिशा-निर्देश उपलब्ध करायें; अतिरिक्त आहार के ऊर्जा घनत्व, निरन्तरता, आहार का अन्तराल तथा स्वास्थ्यप्रद तैयारी पर विशेष बल।

क्रमशः

क्रमशः

शिशु की लगभग छः माह की आयु–अर्द्ध ठोस आहार प्रारम्भ करने से ठीक पूर्व (यदि सम्भव हो) *	नियमित स्तनपान कराना जारी रखें। सामान्य घरेलू आहार के अन्तर्गत अतिरिक्त अर्द्ध ठोस आहार को शामिल करने के समय का परामर्श दें। स्तनपान छुड़ाने वाले आहार की स्वास्थ्यपरकता तथा ऊर्जा घनत्व पर बल दें। अर्द्ध ठोस आहार की आवृत्ति तथा मात्रा हेतु बढ़ती उम्र से सम्बन्धित दिशा-निर्देश उपलब्ध करायें।
खसरा टीकाकरण	अर्द्ध ठोस के संयोजन की सन्तोषजनक प्रगति सुनिश्चित करें। व्यावहारिक समस्याओं का निदान करें। स्वास्थ्य तथा ऊर्जा घनत्व पर बल दें तथा आहार की आवृत्ति तथा मात्रा हेतु बढ़ती उम्र से सम्बन्धित दिशा-निर्देश सुनिश्चित करें। स्तनपान कराना सुनिश्चित करें तथा लगभग 2 वर्ष तक जारी रखने का परामर्श दें।
सामान्य बीमारियाँ	यथासम्भव आहार लेना (विशेष रूप से स्तनपान) सुनिश्चित करें। उचित शिशु आहार क्रियाओं को अपनाने हेतु आयु से सम्बन्धित प्रोत्साहक क्रियाकलाप निष्पादित करें। स्वास्थ्य पर बल दें। बीमारी के पश्चात अतिरिक्त भोजन पर बल दें।

* इस आयु में कोई सम्पर्क होने पर अथवा यदि यह व्यवहार्य हो।

नवजात शिशु की देखभाल

नवजात शिशु की देखभाल करना एक बहुत बड़ी चुनौती है। यहाँ तक कि यदि माता इससे पूर्व भी प्रसव कर चुकी हो तो भी एक समय ऐसा आता है जब उन्हें यह समझ में नहीं आता है कि क्या करना चाहिए।

शिशु त्वचा की देखभाल

स्वस्थ शिशु की त्वचा स्वस्थ होनी आवश्यक है। स्वस्थ त्वचा शिशु के स्वस्थ होने तथा जीवनी शक्ति का सूचक होती है और इसलिए शिशु के स्वस्थ होने के अन्य पक्षों पर उसी के अनुसार ध्यान देने के लिए सूचित करती है।

त्वचा शरीर के अन्दर अंगों की क्रियाशीलता में सहायक अनेक भूमिकाएँ निभाती है। इन सभी कार्यों का आधार एक उपस्थित बाधा है; इस प्रकार की बाधा की कमी अनेक सम्भावित समस्याओं को जन्म देती है। यह बाधा आन्तरिक अंगों को भौतिक सुरक्षा प्रदान कर, विषाक्तता

फैलाने वाले बाह्य पदार्थों के अवशोषण को रोककर तथा संक्रामक रोगों के वाहकों को शिशु तक पहुँचने से रोककर शारीरिक द्रवों तथा इलेक्ट्रोलाइट सन्तुलन के लिए उत्तरदायी होती है।

नवजात शिशु में त्वचा एक प्रमुख अंगतन्त्र है। शिशुओं की त्वचा संरचनात्मक तथा शरीर क्रिया विज्ञान के दृष्टिकोण से वयस्कों से भिन्न होती है। ये भिन्नताएँ ही यह समझने में सहायक होती हैं कि क्यों एक शिशु की त्वचा की देखभाल भिन्न प्रकार से करनी चाहिए तथा वयस्कों की त्वचा से भिन्न समस्याएँ उत्पन्न करती है।

शिशु त्वचा की विशेषताएँ

किसी भी आयु–शैशवावस्था, बाल्यावस्था अथवा प्रौढ़ावस्था–में त्वचा तीन स्तरों से मिलकर बनी होती जिसे बाह्य त्वचा, अन्त:त्वचा तथा उपत्वचीय ऊतक कहते हैं। बाह्य त्वचा तथा अन्त:त्वचा एपीडर्मल–डर्मल जंक्शन द्वारा एक–दूसरे से जुड़े होते हैं।

बाह्य त्वचा त्वचा की बाहरी दृश्य परत होती है। यह चार परतों से मिलकर बनी होती है– स्ट्रेटम कोरोनियम, स्ट्रेटम ग्रेनुलोसम, स्ट्रेटम मैल्पीघी तथा बेसल लेयर।

विकास के प्रारम्भ में, बाह्य त्वचा फेटल कोशिकाएँ से बनी होती है जिसे पेरीडर्म कहते हैं। 17 से 20 सप्ताह के गर्भकाल में बाह्य त्वचा वर्निक्स नामक मोम जैसे पदार्थ से ढकी होती है। यह पदार्थ सीबैकस ग्रन्थि के सीबम, पेरीडर्म कोशिकाओं के विस्थापन, फेटल रोम तथा एम्नियॉन से अलग हुई कोशिकाओं से बनी होती है। यह पदार्थ एम्नियोटिक द्रव से तथा भ्रूण के निरन्तर बढ़ने से गर्भाशय में स्थान की अपर्याप्तता के कारण पपड़ी बनने से त्वचा की रक्षा करता है। जब भ्रूण परिपक्व हो जाता है तो ग्रीवा विलुप्त सी होने लगती है। जन्म के पश्चात प्रतिजीवाणविक गुण रखने वाला यह पदार्थ प्राय: घर्षण अथवा धोने की क्रिया से समाप्त हो जाता है।

बाह्य त्वचा की सबसे बाहरी पर्त स्ट्रेटम कॉर्नियम उन मृत कोशिकाओं से बनी होती है जो बाह्य अवरोध बनाने के लिए एक–दूसरे से पर्याप्त संघनित रहती हैं। यह वाष्पशील ऊष्मा हानि तथा ट्रांसएपिडर्मल जल हानि (टीईडब्ल्यूएल) के नियन्त्रण के लिए उत्तरदायी तथा विषाक्तता एवं संक्रामक कारकों से शिशु की रक्षा करती है। स्ट्रेटम कॉर्नियम की मृत कोशिकाएँ वस्त्रों तथा बिस्तर के सम्पर्क में आने अथवा धोने से समाप्त हो जाती हैं।

त्वचा के कार्य में त्वचा का पीएच मान एक महत्त्वपूर्ण भूमिका निभाता है। जन्म के समय शिशु की त्वचा का पीएच मान 6.5 होता है परन्तु 4 दिनों के भीतर यह गिरकर 4.95 रह जाता है। यह 'अम्लीय आवरण' कुछ सूक्ष्म जीवाणुओं से शिशु की रक्षा करता है। पीएच मान अत्यधिक उदासीन हो जाने से अनेक सूक्ष्म जीवाणुओं की वृद्धि के साथ–साथ त्वचा में उपस्थित सूक्ष्म जीवाणुओं की प्रजातियों में भी प्रतिस्थापित हो जाता है। अवरोध क्रिया विस्थापित होने से टीईडब्ल्यूएल पर भी इसका प्रभाव पड़ सकता है।

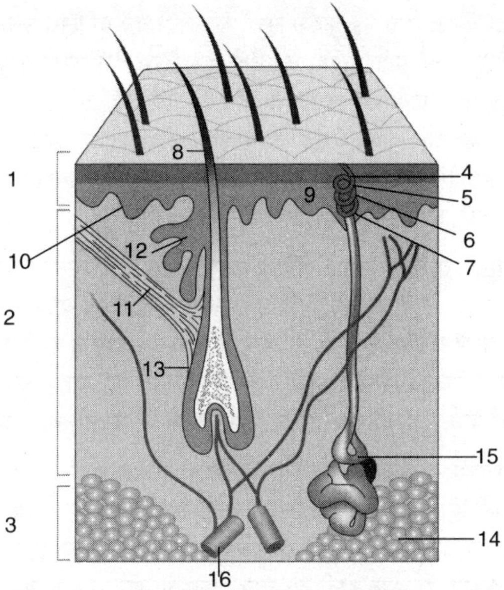

1. बाह्य त्वचा 2. वास्तविक त्वचा 3. अवत्वचीय ऊतक की परत 4. हॉर्नी लेयर 5. ग्रेनुलर लेयर 6. ओपिनस परत 7. बेसल परत 8. हेयर शाफ्ट 9. मैलानोसाइट्स 10. अकुंरक 11. पेशी ऊतक 12. सिबैसियस ग्लैंड 13. हेयर फॉलिकल 14. वसा 15. स्वेद ग्रन्थि 16. धमनी

चित्र 6.4: त्वचा की अनुप्रस्थ काट

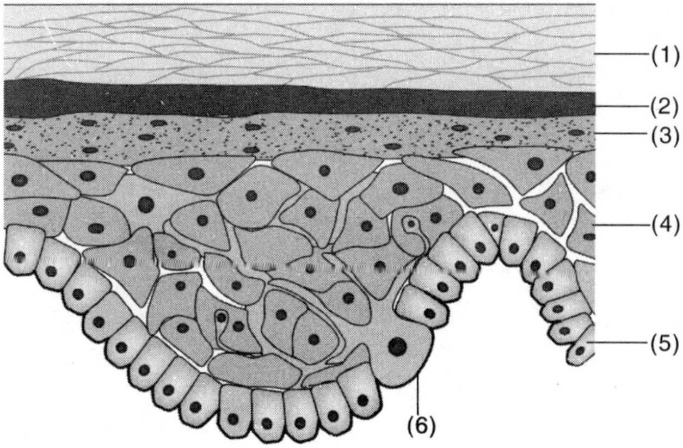

1. स्ट्रेटम कॉर्नियम 2. स्ट्रेटम ल्यूसिडम 3. स्ट्रेटम ग्रेनुलोसम 4. स्ट्रेटम मैल्पीघी (रेट म्यूकोसलैन) 5. स्ट्रेटम जर्मिनेटिवम (बेसल कोशिका परत) 6. मैलानोसाइट्स (स्पष्ट कोशिकाएँ)

चित्र 6.5 : बाह्य त्वचा का रेखाचित्र

बाह्य त्वचा की बेसल परत नई कोशिकाओं को जन्म देने के लिए उत्तरदायी होती है जो ट्रांजिएन्ट स्ट्रेटम कॉर्नियम को प्रतिस्थापित कर देती है। स्ट्रेटम कॉर्नियम की पुरानी कोशिकाओं के प्रतिस्थापन में 26 दिन का समय लगता है जिसमें कोशिकाएँ बनती हैं और फिर अवरोध प्रक्रिया में भाग लेने के लिए बाह्य त्वचा के बाहरी भाग में चली आती हैं। बेसल परत में मैलानोसाइट्स और मैलानिन भी उपस्थित होती हैं जो बाह्य त्वचा के रंग निर्धारक उत्पन्न करती हैं। मैलानिन का उत्पादन जन्म से पूर्व ही प्रारम्भ हो जाता हैं।

अन्त:त्वचा बाह्य त्वचा के ठीक नीचे उपस्थित होती है। अन्तस्त्वचा कोलैजन (एक जालवत प्रोटीन) तथा इलास्टिन तन्तुओं से मिलकर बनी होती है। ये घटक त्वचा के लचीलेपन के लिए उत्तरदायी होते हैं जो स्किन टर्जर के आकलन के समय स्पष्ट होती हैं। इस पर्त में रक्त आपूर्ति तथा त्वचीय तन्त्रिकाएँ भी होती हैं। इसके अतिरिक्त यह बाह्य त्वचा के उपांगों-रोम कूपों, सिबैसियस ग्रन्थियों, एक्रीन तथा एपोक्राइन ग्रन्थियों को प्रश्रय तथा सहायता देती हैं।

अन्त: त्वचा तथा बाह्य त्वचा बाह्य त्वचा-अन्त:त्वचा जंक्शन की सहायता से संरचनात्मक समरूपता बनाये रखती हैं। यह संरचना गर्भधारण के 8 सप्ताह से कम समय में भ्रूणीय विकास के दौरान बननी प्रारम्भ होती है परन्तु इस महत्त्वपूर्ण बन्ध को बरकरार रखने के लिए पूर्ण ससंजन बल के क्षीण गुणों से युक्त होती है। डर्मल पेपिली की प्रमुखता, जो प्रोटीन के तन्तुओं से निर्मित होती है, गर्भधारण के 28 सप्ताह के पश्चात स्पष्ट हो जाती है। जैसे-जैसे शिशु परिपक्व होता जाता है वैसे-वैसे बाह्य त्वचा-अन्त: त्वचा का जंक्शन मजबूत होता जाता है और रिक्त स्थानों वाली पैपिली अधिक निकट आ जाती है और इस प्रकार आघात से अंगों की रक्षा करती है।

अन्त में, उपत्वचीय ऊतक, जो प्रमुख रूप से वसा संयोजी ऊतक से निर्मित होता है, शिशु को अलग करके त्वचा के आधार का निर्माण करता है जो ऊष्मा नियमन के लिए आवश्यक होता है। यह कैलोरी हेतु संग्राहक भी उपलब्ध कराता है। वसायुक्त ऊतक के इस समूह का एक अन्य कार्य अस्थियों को स्पंजी व्यवस्था भी उपलब्ध कराना है।

शिशु की त्वचा	**वयस्क की त्वचा**	**प्रभाव**
शरीर भार के अनुपात में अधिकतम त्वचीय क्षेत्रफल 700 वर्ग सेमी/किग्रा	250 वर्ग सेमी/किग्रा	बढ़ी हुई पारगम्यता स्थल जो शिशुओं में अवांछित पदार्थों के अवशोषण का अधिक जोखिम रखती है।
मैलानिन घटक न्यून	मिलैनिन घटक अधिक	सूर्य की किरणों के प्रति बढ़ी हुई संवेदनशीलता
अन्त: त्वचा पतली, कोलैजन बण्डल छोटे, इलास्टिन तन्तु सूक्ष्म, कम परिपक्व	पूर्ण रूप से मोटी	त्वचा के कटने-फटने की अधिक संभावना तथा संक्रमण के प्रति संवेदनशील

क्रमशः

क्रमशः

एक्राइन ग्रन्थियाँ सघन। स्वेद ग्रन्थियों का विलम्ब से क्रियाशील होना	कम सघन एक्राइन ग्रन्थियाँ	ताप नियन्त्रण तथा जल सन्तुलन के रखरखाव में कठिनाई के कारण घमौरियों की सम्भावना।
सिबैसियस ग्रन्थियाँ अधिक सक्रिय	सिबैसियस ग्रन्थियाँ कम सक्रिय	फुंसियाँ होने की सम्भावना
अत्यधिक लिपिड घटक	कम लिपिड घटक	वसीय पदार्थों का अधिकतम प्रवेश जिसके कारण जलन हो सकती है।

यह जानना आवश्यक है कि नवजात शिशु की त्वचा की क्रियाशीलता तथा प्रभावकारिता शिशु की परिपक्वता से सम्बद्ध होती है। पूर्ण समय से पैदा शिशु की बाह्य त्वचा, अन्तःत्वचा किसी बच्चे अथवा वयस्क के समान पूर्ण विकसित तथा प्रतिरोधक गुणों से परिपूर्ण होती है। तुलनात्मक रूप से समय पूर्व पैदा शिशु के प्रतिरोधक गुण उसकी परिपक्वता अवधि के अनुसार कम या अधिक होते हैं अर्थात प्रतिरोधक गुण उनमें कम पाये जाते हैं।

सामान्य नवजात शिशु के स्वास्थ्य की देखभाल

सामान्य नवजात शिशु की दैनिक देखभाल उसी समय प्रारम्भ हो जाती है जब शिशु प्रसूति गृह से बाहर आकर चिल्लाना प्रारम्भ कर देता है। यह माता का परम अधिकार होता है कि वह अपने शिशु की देखभाल स्वयं करे भले ही उसे पारिवारिक सदस्यों का कोई सहयोग मिले या न मिले और चाहे उसने कोई मातृत्व कला का ज्ञान प्राप्त न किया हो। बड़े अस्पतालों में कनिष्ठ रेजिडेंट प्रसव-पश्चात वार्ड की देखभाल करते हैं। नर्सिंग होम में कोई आत्मीयता की भावना से पूर्ण नर्स माता की सहायता के लिए आ सकती है। बाल रोग चिकित्सक अथवा नवजात शिशु विशेषज्ञ 'विशेष देखभाल' तथा 'गहन देखभाल' इकाइयों की ओर अधिक आकर्षित हैं जो कि कुकुरमुत्तों की तरह सभी राज्यों में फैल रहे हैं। सामान्य नवजात के पैदा होने के कुछ दिन तक माता तथा शिशु दोनों की स्थिति दुःसाध्य होती है। माता को अनेक अनावश्यक चिन्ताओं तथा भय के निराकरण के लिए सहायता की आवश्यकता होती है। उसे स्तनपान हेतु सहायता की आवश्यकता होती है और उसे अपने बच्चे के पालन-पोषण हेतु दिशा-निर्देश की आवश्यकता होती है। उसे इसी वातावरण में रहकर अपने सामान्य नवजात शिशु की देखभाल के विषय में विचार करने की आवश्यकता होती है।

नवजात शिशु की नियमित देखभाल को (1) प्रसूति कक्ष में देखभाल; तथा (2) प्रसूति-पश्चात देखभाल, दो वर्गों में बाँटा जा सकता है।

1. प्रसूति कक्ष में देखभाल

पुनर्जीवन

सौभाग्यवश, 90% शिशु स्वतः ही श्वसन क्रिया करने में सक्षम होते हैं और उन्हें किसी अतिरिक्त

अथवा बाह्य सहायता की आवश्यकता नहीं पड़ती है। प्रसूति करवाने वाले उन सभी लोगों के लिए आवश्यक है कि वे जीवनदायिनी क्रियाओं से सुशिक्षित हों, जीवनरक्षा तथा सभी जीवनरक्षक उपकरणों से सुसज्जित होकर कार्य करने हेतु तत्पर रहें। बच्चों के श्वसनिक प्रयासों, हृदय स्पन्दन तथा रंग और जीवनरक्षा का अमेरिकन हार्ट एसोसिएशन, द अमेरिकन एकेडमी ऑफ पीडियाट्रिक्स तथा निओनेटल लाइफ सपोर्ट ग्रुप के दिशा–निर्देशों के अनुसार आकलन करें।

ताप का नियमन

प्रसूति कक्ष में हाइपोथर्मिया का प्रकोप घातक होता है क्योंकि कमरे का तापमान चिकित्साकर्मी तथा माता के अनुकूल व्यवस्थित होता है।

शिशु द्वारा तापमान के प्रति अनुकूलन सुनिश्चित करने हेतु शिशु के पैदा होते ही उसे गर्म सूखे तौलिए से पोंछना चाहिए। गीले तौलियों को हटा देना चाहिए तथा शिशु को माता के सीने से लगाकर माता और शिशु दोनों को चादर अथवा कम्बल से ढक देना चाहिए। यदि शिशु के निरीक्षण की आवश्यकता है तो उसे कपड़े में लपेटकर रेडिएन्ट वार्मर के नीचे लिटा देना चाहिए। **शिशु को पैदा होने के 5वें अथवा 7वें दिन तक नहलाना स्थगित करना चाहिए।** उसके शरीर पर लगे रक्त और म्यूकोनियम को पानी में भीगी रुई अथवा मुलायम कपड़े से पोंछ देना चाहिए।

नाल बाँधना तथा नाल की देखभाल

नाभि नाल को यथाशीघ्र 1 मिनट के भीतर बाँध देना चाहिए ताकि औसत रक्त आयतन 84 घन सेमी/किग्रा शरीर भार को सुविधाजनक बनाया जा सके। देर से बाँधी गयी नाल और नाल की मिल्किंग के कारण पॉलीसिथेमिया हो सकता है। माता तथा शिशु एक ही सतह पर होने चाहिए और नाल को शिशु के पैदा होने के बाद यथाशीघ्र बाँध देना चाहिए। डबल लिगेचर अथवा नाल क्लैम्प को शिशु से 2 इंच (5 सेमी) दूरी पर बाँधकर नाल को काट देना चाहिए। नाल के सिरे को स्पिरिट से धो देना चाहिए और नाल को सूखने तथा रक्तस्राव रोकने के लिए खुला छोड़ देना चाहिए। एन्टिसेप्टिक अथवा एन्टीबायोटिक्स प्रिपरेशन का दैनिक प्रयोग आवश्यक नहीं है। यदि इकाई अथवा नर्सिंग होम में नाभि में कोई घाव हो जाता है तो नाल को नित्य स्पिरिट अथवा एन्टीसेप्टिक प्रिपरेशन से उपचारित किया जा सकता है।

आँखों की देखभाल

सामान्य नवजात शिशु हेतु रोगनिरोधक आई ड्रॉप की नियमित आवश्यकता नहीं होती है। सन्देहास्पद संक्रमण की स्थिति में एन्टीबायोटिक आई ड्राप का प्रयोग किया जा सकता है। ताजा तैयार पेनिसिलिन आई ड्रॉप का प्रयोग किया जा सकता है।

विटामिन 'के'

जन्म के समय प्रत्येक शिशु को विटामिन 'के' देना चाहिए, 1 मिलीग्राम विटामिन 'के' नसों के माध्यम से अथवा 2 मिग्रा विटामिन 'के' मुख के माध्यम से दिया जा सकता है जिसे 4 सप्ताह की आयु तक दिया जाना चाहिए।

आहार

पैदा होने के प्रथम आधे घण्टे के भीतर शिशु को माता के स्तन के पास रखना चाहिए। शिशु माता के स्तन का चूषण कर सकता है अथवा माता के स्तन के पास लेटा रह सकता है। एकदम निकट रहने से आत्मीयता व दुग्ध उत्पादन में वृद्धि हो जाती है, गर्भाशय के संकोचन में सहायता मिलती है तथा रक्तस्राव कम हो जाता है। समय से उत्पन्न सामान्य शिशु को कोई बाहरी आहार नहीं देना चाहिए।

नवजात शिशु का परीक्षण

प्रसूति कक्ष में नवजात का प्राथमिक परीक्षण आवश्यक होता है:

(i) किसी विशेष देखभाल की आवश्यकता का आकलन।

(ii) जन्मजात विसंगति की आशंका से बचाव हेतु।

(iii) जन्म के समय किसी घाव के उपचार हेतु।

विशेष देखभाल के अन्तर्गत आने वाले शिशुओं में समय पूर्व पैदा शिशु, 1.5 किग्रा से कम भार वाले शिशु, श्वसन में कठिनाई अनुभव करने वाले शिशु, म्यूकोनियम एस्पिरेशन सिंड्रोम वाले, जन्मजात विकार वाले तथा सिम्पटोमेटिक शिशु अर्थात श्वसनिक कठिनाई वाले, एनीमिया से ग्रस्त, सायनोसिस आदि से ग्रस्त शिशु आते हैं।

2. सामान्य नवजात शिशु की प्रसवोत्तर देखभाल

समय से पैदा शिशु को माता के पास रखना चाहिए। माता और शिशु के एक साथ रहने से आत्मीयता में वृद्धि, स्तनपान में सहायता तथा नोसोकोमियल संक्रमण से रक्षा होती है। इस अवधि में यह सुनिश्चित करना चाहिए कि माता विश्वस्त होकर स्तनपान करा रही है, शिशु तापमान से अनुकूलित हो रहा है, शिशु की निरन्तर निगरानी की जा रही है तथा किसी विकसित होने वाली सम्भावित जटिलता का उपचार किया जा रहा है।

स्तनपान

सफल स्तनपान अस्पताल की उन क्रियाओं पर निर्भर करता है जो स्तनपान को प्रोत्साहित और

सहायता प्रदान करती हैं। गर्भावस्था के दौरान माता को मानसिक और शारीरिक रूप से भी स्तनपान हेतु प्रोत्साहित किया जाना चाहिए। जन्म के आधे घण्टे के भीतर शिशु को माता के स्तनों के पास लाना चाहिए और आवश्यकतानुसार दिन-रात स्तनपान कराना चाहिए। माता को यह बताना चाहिए कि स्तनपान हेतु शिशु की स्थिति कैसी होनी चाहिए तथा शिशु को स्तनों के पास किस प्रकार स्थिर रखना चाहिए। अस्पताल स्टाफ तथा नर्सिंग स्टाफ स्तनपान प्रबन्धन में प्रशिक्षित होने चाहिए ताकि वे माता की सहायता कर सकें। दुग्धस्त्राव से पूर्व निकलने वाली खीस शिशु की समस्त पोषक आवश्यकताओं की पूर्ति करने में सक्षम होती है और अनुचित ढंग से स्तनपान शिशु के स्तनपान में बाधा पहुँचा सकता है। दूध की बोतल अथवा शामक का प्रयोग कभी नहीं करना चाहिए क्योंकि इनके द्वारा चूचुक भ्रान्ति पैदा होती है और शिशु स्तन से दुग्धपान करना नहीं सीख पाता है। माता को न्यूनतम छः माह तक एकमात्र स्तनपान हेतु परामर्श देना चाहिए तथा किसी कठिनाई की दशा में सहायता लेनी चाहिए। उसे स्तनपान हेतु सदैव तत्पर रहना चाहिए।

तापमान का अनुकूलन

मौसम के अनुसार शिशु को पर्याप्त रूप से वस्त्र पहनाने चाहिए तथा माता के समीप रखना चाहिए। तापमान के आकलन का सर्वोत्तम उपाय यह है कि उदर तथा पैरों को स्पर्श करके देखा जाए। यदि दोनों गर्म हैं तो शिशु तापमान के प्रति अनुकूलित है। यदि उदर की त्वचा गर्म तथा पैर ठण्डे हों तो इसका अर्थ है कि शिशु तापमान के अनुकूलन हेतु कैलोरी व्यय कर रहा है और उसे अधिक वस्त्रों की आवश्यकता है। सर्दियों में अधिक ठण्ड के कारण शिशुओं के सिर और पैर पूरी तरह ढके होने चाहिएँ।

त्वचा की देखभाल तथा शिशु का स्नान

जब तक शिशु पर्याप्त रूप से आहार लेना प्रारम्भ न कर दे और स्तनपान की प्रक्रिया का अभ्यस्त न हो जाये तब तक स्नान कराना स्थगित कर देना चाहिए। रक्त तथा म्यूकोनियम को गर्म पानी अथवा तेल में भीगे मुलायम कपड़े से पोंछ देना चाहिए। भारतीय स्नान प्रक्रिया सर्वोत्तम है। सौम्य साबुन का प्रयोग किया जा सकता है। भारतीय परम्परा के स्नान में माता/संरक्षक अपने पैरों को बाहर की ओर निकालकर फर्श पर बैठ जाते हैं और उस पर शिशु को चित अवस्था में लिटा देते हैं। इससे शिशु के पानी में गिरने की आशंका नहीं रहती है। माता के दोनों हाथ शिशु को साबुन लगाने और नहलाने के लिए मुक्त होते हैं। शिशु को पानी के हौज में भी नहलाया जा सकता है। एक हाथ से शिशु को पकड़ा जा सकता है और दूसरे हाथ से साबुन लगाकर नहलाया जा सकता है। शिशु के शरीर पर हल्के हाथों से मालिश भी की जा सकती है पर मालिश उतनी ही करनी चाहिए जिससे पेशियाँ पुष्ट हो सकें। त्वचा के लिए किसी विशेष देखभाल की आवश्यकता नहीं पड़ती है, केवल घर ले जाने पर दिन में एक बार शिशु को स्नान कराया जा सकता है।

नाभि नाल को यदि सूखने के लिए खुला छोड़ दिया गया है तो वह 5वें से 10वें दिन तक स्वत: टूटकर गिर जाती है। नाभि में किसी भी प्रकार के घाव को नित्य देखते रहना चाहिए।

मालिश

केवल शिशु का स्वस्थ पैदा होना ही पर्याप्त नहीं है, माता को प्रथम कुछ माह तक शिशु को अपने पास न केवल शारीरिक रूप से चिपकाकर रखना चाहिए बल्कि उसे भावनात्मक प्यार भी देना चाहिए। इस प्रकार के अनेक उपायों में से शिशु की मालिश भी एक है। मालिश एक बहुआयामी उद्दीपन का रूप है जिसके अन्तर्गत स्पर्श, गतिशीलता तथा प्राय: श्रवण तथा दृश्यता सम्बन्धी उद्दीपन भी आते हैं। अध्ययनों से पता चला है कि मालिश के प्रारम्भिक लाभों में शिशु की वृद्धि तथा विकास सम्मिलित है, इससे माता-शिशु के बीच स्नेह सम्बन्ध भी प्रगाढ़ होता है।

भावनात्मक लगाव

उचित उद्दीपन पर आधारित एक मॉडल ने प्रस्तावित किया है कि यदि कोई माता भावनात्मक रूप से शिशु के पास नहीं रहती है तो उसका शिशु उद्दीपनों तथा लैंगिक उत्तेजनाओं से वंचित रह जाता है जिसे माता सामान्यत: उपलब्ध करा सकती थी। इस स्थिति में, शिशु व्यवहार रूप में तथा भौतिक रूप से अव्यवस्थित हो जाता है और अपनी बालसुलभ क्रियाओं को कम करके अपने 'अवसाद' को प्रकट करता है तथा उसकी मनोदशा पर नकारात्मक अथवा निष्प्रभावी प्रभाव पड़ता है। इसके अतिरिक्त शिशु में सामाजिक अन्तर्क्रियाओं जैसे प्रत्यक्षीकरण तथा भावनात्मक प्रदर्शन का विकास नहीं हो पाता है।

निश्चल शिशु 'तनावों' को उचित ढंग से सहन कर पाते हैं

एक अध्ययन के अनुसार, अनुसंधानकर्ताओं ने अवसादग्रस्त किशोर माताओं के पूर्णकालिक शिशुओं पर मसाज तथा बाहों में झुलाने के प्रभाव की तुलना की और उन्हें इन दोनों उपचारों में अनेक भिन्नताएँ प्राप्त हुईं।

- तात्कालिक प्रभाव

मालिश किये गये शिशुओं ने बाहों में झुलाए गये (रॉक्ड) शिशुओं की अपेक्षा सक्रिय चैतन्यता तथा सक्रिय-जागरण की दशा में अधिक समय तथा आलस्य अथवा निद्रा की अवस्था में कम समय व्यतीत किया। यद्यपि रॉक्ड शिशुओं ने सक्रियता तथा जागरण की दशाओं में हस्तक्षेप के साथ कम समय व्यतीत किया, मालिश किये गये शिशुओं ने सक्रिय तथा जागरण की दशा में हस्तक्षेप की दशा में कम समय व्यतीत किया, इससे यह निष्कर्ष निकला कि मालिश की क्रिया नींद की उत्प्रेरणा हेतु झुलाने की क्रिया से अधिक प्रभावी है। साथ ही मालिश किये गये समूह में

रोने तथा कॉर्टिसोल के स्तर में कमी देखी गयी जिससे यह निष्कर्ष निकला कि इससे तनाव में कमी आती है परन्तु झुलाये गये शिशुओं में यह स्थिति अपरिवर्तित रही।

- दीर्घकालिक प्रभाव

छः महीने के अध्ययन के दौरान मालिश किये गये शिशुओं में झुलाये गये शिशुओं की अपेक्षा अनेक विभिन्नताएँ पायी गयीं। मालिश किये गये शिशु :

- अधिक भार ग्रहण किया, जबकि दोनों समूहों में आहार का फॉर्मूला एक जैसा रखा गया था।
- चेहरे की प्रतिक्रियाओं में उन्नत स्तर था।
- नोरेपाइनफ्राइन, एपाइनफ्राइन तथा कॉर्टिसोल सहित मूत्रीय तनाव हॉरमोन्स/कैटेकोलामाइन्स के स्तर में कमी प्रदर्शित की गई।
- सेरोटोनिन स्तर में वृद्धि प्रदर्शित की जिसका अर्थ है कम अवसाद।

स्वस्थ शिशु, प्रसन्न माता-पिता

यह ध्यान देने योग्य महत्त्वपूर्ण तथ्य है कि **शिशु की सकारात्मक मालिश का अभिभावकों पर भी महत्त्वपूर्ण प्रभाव पड़ता है**।

- अनुसन्धानों से स्पष्ट हुआ है कि मालिश तथा उद्दीपन के अन्य रूप शिशु को उत्तम ढंग से व्यवस्थित होने में सहायता कर सकते हैं अर्थात वे एक दशा से दूसरी दशा में जाना सीखते हैं, जैसे रोते-रोते सो जाना। शिशु के लिए यह क्षमता नये अनुभवों के तनाव से सामंजस्य बैठाने के लिए आवश्यक है। यह नियमित सोने-जागने के पैटर्न के विकास में भी महत्त्वपूर्ण है। इस प्रकार मालिश शिशु के विकास में सहायक तथा सोने एवं जागने की पूर्व योजना को भी प्रोत्साहित करता है।
- शिशुओं में मालिश की क्रिया सोने के नियमित पैटर्न को बढ़ावा देती है, यह निद्रा की गुणवत्ता में भी वृद्धि करती है अर्थात मालिश के बाद शिशु शान्त मुद्रा में सो जाता है। इससे स्पष्ट होता है कि मालिश के बाद शिशु भली प्रकार आराम कर लेता है और शिशु कम चिड़िचिड़ा तथा रुग्ण रहता है जिससे माता-पिता भी प्रसन्न रहते हैं।
- मालिश के द्वारा माता-शिशु सम्बन्धों में वृद्धि भी देखी गयी है, इससे माता को भी आराम मिलता है, वह अपने बच्चों के साथ संवाद कर सकती है, अपनी देखभाल सम्बन्धी कौशल का विश्वासपूर्वक विकास करती है तथा अपने शिशुओं की आवश्यकताओं के प्रति संवेदनशील रहती है। इसके साथ ही साथ शिशु अपनी माता के प्रति उत्तम प्रतिक्रिया व्यक्त करता है।

समय-पूर्व शिशु को भी लाभ होता है

अध्ययनों से पता चला है कि 1.5–2 किग्रा भार वाले शिशुओं की भी ठीक होने के पश्चात मालिश की जा सकती है। वास्तव में मालिश द्वारा उनके भार में तेजी से वृद्धि होती है और वे कम तनावयुक्त तथा आसानी से संभालने योग्य हो जाते हैं।

शिशु की मालिश किस प्रकार करनी चाहिए ?

तैयारी की युक्तियाँ

किसे मालिश करनी चाहिए : मालिश विशेषत: शिशु की माता अथवा पिता द्वारा की जानी चाहिए। अपने शिशु को किसी व्यावसायिक मालिशकर्ता द्वारा मालिश के लिए नहीं देना चाहिए क्योंकि इन लोगों द्वारा मालिश करने से उत्पन्न उद्दीपन प्राय: अधिक एवं अनावश्यक होते हैं और इनसे शिशु को हानि पहुँच सकती है।

समय : ऐसे समय का चुनाव करें जब माता विश्रान्त हो और जल्दबाजी में न हो और वह किसी प्रकार बाधित न हो। जब शिशु का पेट भरा हो अथवा शिशु भूखा हो तो मालिश नहीं करनी चाहिए।

स्थिति/व्यवस्था : माता पूर्ण रूप से सुखद स्थिति में हो। फर्श अथवा बिस्तर पर बैठ जाएँ अथवा शिशु को गोद में ले लें। शिशु को एक तौलिये पर पीठ के बल लिटा दें क्योंकि प्राय: माता बच्चे के सामने वाले भाग की मालिश करती है और फिर पीठ की मालिश करती है। कमरा गर्म (यदि सम्भव हो तो 32–34 डिग्री सेल्सियस) होना चाहिए। बच्चे से बात करना तथा ब%चे के लिए गीत गुनगुनाते रहना चाहिए। पृष्ठभूमि में कोई संगीत बजते रहने से माता तथा शिशु दोनों को सुखद अनुभूति होती है।

शिशु का आराम : शिशु के पर्याप्त स्थान, समग्रता तथा सम्मान का ध्यान रखना महत्त्वपूर्ण है। शिशु से अनुमति माँगें, भले ही वह बोलकर अपनी सहमति न व्यक्त कर सकता हो। यदि अत्यधिक उद्दीपन का अनुभव हो तो मालिश रोक दें। नवजात शिशु को केवल दो से पाँच मिनट की मालिश में ही आनन्द आता है जबकि दो माह से अधिक आयु के शिशु को अधिक समय की मालिश की आवश्यकता होती है।

शिशु को उचित प्रकार से सहलाना : यह हमेशा सुनिश्चित कर लें कि आपके हाथ गर्म हैं। घर्षण कम करने के लिए थोड़ा तेल लगा लें। 5 सेकण्ड तक धीरे-धीरे हल्के से थपथपायें। प्रत्येक क्षेत्र में 12 बार थपथपायें। मुक्के से न दबायें और न ही निचोड़ने की क्रिया करें। थपथपाहट अत्यधिक हल्की न हो अन्यथा इससे शिशु को गुदगुदी हो सकती है और वह सुखद अवस्था में नहीं रह सकता है।

1. शिशु के सिर पर छोटे वृत्त बनाने से प्रारम्भ करें। फिर शिशु के माथे को बीच में दोनों हाथों से चिकना करें, धीरे से बाहर की ओर दबायें जैसे कि किसी पुस्तक के पन्ने को आघात पहुँचाते हैं। शिशु के जबड़े पर छोटे वृत्त बनायें। शिशु के मुँह पर मालिश करने से दाँत निकलते समय बहुत आराम मिलता है।

2. हाथों को गर्म करने के लिए रगड़ें, शिशु की छाती पर हल्के आघात करें (पुनः खुली पुस्तक की भाँति)।

3. बीच से बाहर की ओर अपने दोनों हाथों से शिशु की बाहों को थपथपायें; दोनों हाथों की अंगुलियों को खोलकर उन पर मालिश करें।

4. एक के पीछे दूसरा हाथ चलाते हुए दाहिनी ओर से बायीं ओर घड़ी की सुई की दिशा में पेट की मालिश करें।

5. दोनों हाथों के बीच प्रत्येक पैर को थपथपायें; प्रत्येक पैर की मालिश करें।

6. शिशु की पीठ को थपथपायें–सर्वप्रथम पीछे फिर आगे की ओर तत्पश्चात लम्बाई में, कन्धों से पैर की ओर झाड़ू की भाँति। शिशु के ऊपर अपना एक हाथ हमेशा रखें।

7. कूल्हों को गोलाई में थपथपायें।

मालिश की क्रिया करने के पश्चात प्रमुख जोड़ों का व्यायाम भी कराना चाहिए। इसके लिए प्रत्येक जोड़ को झुकाकर फिर सीधा करके 5 बार यह क्रिया करनी चाहिए। यह ध्यान रखें कि

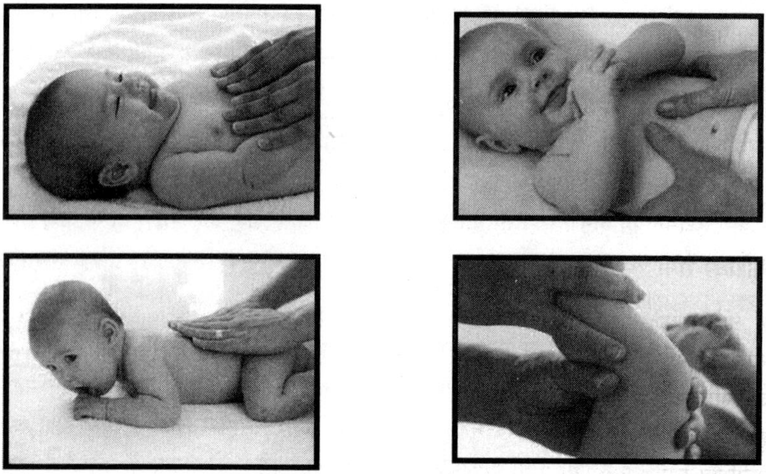

चित्र 6.6 : मालिश करना

शिशु को इसमें आनन्द आ रहा हो। यदि शिशु मालिश करने का विरोध करता है तो रुक जायें और फिर पुनः प्रारम्भ करें। शिशु की इच्छा के विपरीत मालिश न करें। बच्चे को चूमकर मालिश की क्रिया समाप्त करें।

टीकाकरण

अस्पताल छोड़ने से पूर्व शिशु को बीसीजी, पोलियो की पहली खुराक तथा हिपैटाइटिस बी की खुराक दे देनी चाहिए।

वातावरण

सभी शिशुओं को देखभालपूर्ण और आरामदायक वातावरण की आवश्यकता होती है। कम शोरगुल वाली जगह तथा माता का सामीप्य शिशु को घर जैसा आरामदेह वातावरण प्रदान करता है। सर्केडियन लय के विकास के लिए लाइट बन्द कर देनी चाहिए। शिशु चाहता है कि कोई उसे पकड़े रहे, मालिश करे और झुलाये, जब भूख लगे तो आहार दे, जब रो रहा हो तो उसे चुप कराया जाये। इससे भविष्य में भावनात्मक प्रगाढ़ता आती है।

अस्पताल छोड़ते समय यह सुनिश्चित कर लें कि शिशु उचित प्रकार से आहार ले रहा है, मल और मूत्र कर रहा है, किसी प्रकार का पीलिया नहीं है, आनुवंशिक अथवा जन्मजात रोगों (डाउन सिंड्रोम, कूल्हों का जन्मजात विस्थापन, फीमोरल पल्सेशन की अनुपस्थिति, हृदय की ध्वनि प्रायः लुप्त) की पुनः जाँच करा लें। सेफलहिमैटोमा, स्टर्नोमास्टॉयड ट्यूमर तथा क्लैविकल अस्थिभंग आदि जन्म के समय के घाव हैं जिन्हें उपचारित कराना चाहिए।

प्रायः माता तथा परिवार के अन्य प्रमुख सदस्यों (माता, सास, पति आदि) को घर पर शिशु की देखभाल के लिए प्रशिक्षित किया जाना चाहिए। एकमात्र स्तनपान, सफाई तथा स्नान, वस्त्र बदलना, टीकाकरण, खतरे के सूचक तथा नियमित जाँच निरन्तर होती रहनी चाहिए। सामूहिक परिचर्चा तथा दृश्यात्मक विधि सीखने के अनुभव को सरल तथा उत्तम बनाते हैं।

स्वास्थ्य सम्बन्धी सामान्य चिन्ताएँ

अत्यधिक रोना

शिशु अनेक कारणों से रो सकते हैं। बिना किसी बीमारी के अत्यधिक रोने के कारणों में अत्यधिक गर्मी या अत्यधिक ठण्ड होना, कच्छा गीला होना, कसे हुए वस्त्र आदि सम्मिलित हैं। भोजन सम्बन्धी समस्या भी अत्यधिक रोने के कारणों में से एक है। स्तनपान करने के पश्चात शिशु उस अवस्था में अधिक रोता है जब उसकी आवश्यकताओं की पूर्ति नहीं हो पाती है। स्तन से अनुचित रूप से जुड़ा होने के कारण भी शिशु असन्तुष्ट रहता है और वह स्तनपान न कर पाने के कारण रोता है। माता को सलाह देनी चाहिए कि वह शिशु को अपने अत्यधिक निकट अपने

स्तर पर रखे और उसका मुँह स्तनों की ओर रहे ताकि शिशु का पेट माता के पेट से सटा रहे और शिशु का मुँह माता के स्तनों के पास रहे। इस स्थिति में शिशु चूचुक तथा एरिओला, दोनों पर अपने मुँह से पकड़ बना लेता है। इसके पश्चात शिशु दुग्धवाही नलिका (एरिओला के नीचे स्थित) के कड़े भाग को जीभ से दबाता है जिसके कारण दूध दुग्धवाही नलिका द्वारा प्रभावी ढंग से बाहर आने लगता है। बाहरी आहार लेने पर, अत्यधिक तनु अथवा सान्द्र आहार लेने पर, प्रोटीन अथवा शर्करा की असहनीयता के कारण कोलिक से अथवा वायु निगलने पर भी शिशु अत्यधिक रोता है।

अत्यधिक रोने के रोगजनित कारणों में अवरुद्ध नाक, कोमल ऊतक में घाव के कारण दर्द, गठिया अथवा सेल्युलाइट सम्मिलित हैं। मेनिंगजाइटिस जैसे सीएनएस संक्रमण के कारण भी शिशु अधिक रोता है। पहले एक माह में उदरशूल अथवा ओटिटिस मीडिया के कारण कान में दर्द होने से भी शिशु अत्यधिक रोता है।

जब बच्चा अपने पैरों को पेट पर खींचकर मरोड़ जैसी स्थिति में निरन्तर तेज रोता है तो वह उदरशूल के कारण रोता है। मरोड़ रुकने पर शिशु शान्त हो जाता है। आँत की वायु बाहर निकालकर अथवा मल त्याग करवाने से दर्द से मुक्ति मिल जाती है। प्रायः साइमेथिकोन तथा डाइसाइक्लोमाइन जैसे एन्टीस्पास्मोडिक्स देने से मरोड़ के दर्द से आराम मिलता है। यदि नाक बह रही हो और बच्चा अचानक तेज आवाज में रोने लगे तो यह ओटाइटिस मीडिया जनित दर्द के कारण होता है। इस दर्द से मुक्ति के लिए सेलाइन नोजल ड्रॉप्स जैसी दवा के माध्यम से नाक की सूजन कम करनी, स्यूडोफेड्राइन के द्वारा नाक के अवरोध को समाप्त करना तथा पैरासीटामोल जैसी ज्वरनाशी दवा देना चाहिए।

आहार को मना करना

स्थानीय कारणों, जैसे मुखगुहा का कवकजनित संक्रमण जिसमें एक अथवा दोनों तालुओं में दुग्धपान के समय दर्द होने के कारण निगलने में कठिनाई से आहार लेना कठिन हो जाता है। आहार का न लेना शिशु के बीमार अथवा सेप्टिक होने का लक्षण है इसलिए इसका पता लगाने हेतु व्यापक परीक्षण कराना आवश्यक है।

उल्टी

दुग्धपान के पश्चात थोड़ी मात्रा में आहार का मुँह से बाहर आना किसी रोग का सूचक नहीं है और इसे 'पोसेटिंग' कहते हैं। ऐसे शिशु उचित वृद्धि करते हैं और उनका मूत्र एवं मल सामान्य होता है।

अत्यधिक दुग्धपान, बलपूर्वक दुग्धपान अथवा बोतल द्वारा तेजी से दुग्धपान कराने के कारण भी शिशु उल्टी कर देता है।

नवजात शिशु को किसी अंगतन्त्र की प्रायोगिक समस्या के कारण उल्टी हो सकती है। इनके अन्तर्गत ऊपरी श्वसनिक संक्रमण, जठरान्त्रशोथ, मूत्राशयी संक्रमण, मलत्याग की समस्या तथा मेनिंगजाइटिस जैसे सीएनएस कारण सम्मिलित हैं।

कब्ज

नवजात शिशु प्रत्येक दूसरे अथवा तीसरे दिन अनियमित मलत्याग करता है जिसे वह बिना किसी कठिनाई के त्याग सकता है। इसे कब्ज नहीं कहा जाता। मल की निरन्तरता जैसे मलत्याग की आवृत्ति तथा मलत्याग में कठिनाई कब्ज का प्रमुख लक्षण है। प्रत्येक तीसरे दिन कड़े मल का विसर्जन होना कब्ज का लक्षण समझना चाहिए। नवजात अवस्था में वास्तविक कब्ज हर्सप्रुंग रोग, आन्त्रीय स्यूडोऑब्स्ट्रक्शन अथवा हाइपोथायरायडिज्म के द्वितीयक रूप के समान होता है।

डायरिया

स्तनपान करने वाला स्वस्थ शिशु भी दिन में 10–12 बार मलत्याग कर सकता है जो प्राय: आहार लेने के पश्चात होता है। ये सुनहरे पीले रंग के अर्द्ध ठोस मल सामान्य होते हैं और चिन्ता का विषय नहीं होते हैं। कभी-कभी मल गैस से सम्बद्ध होते हैं और सामान्य से अधिक पतले होते हैं। इसका अर्थ यह नहीं है कि शिशु अपनी माता का दूध नहीं पचा सकता है। ऐसा प्राय: इसलिए होता है क्योंकि शिशु को अग्र दूध का पान अधिक कराया गया है जिसमें लैक्टोज की मात्रा अधिक होती है। इस समस्या के निराकरण के लिए परामर्श दिया जाता है कि माता एक ही स्तन को पूर्ण रूप से शिशु को दुग्धपान कराये ताकि शिशु अग्र दुग्ध तथा पश्च दुग्ध में सन्तुलन स्थापित कर सके।

त्वचा सम्बन्धी सामान्य समस्याएँ

सम्पर्क त्वचा शोथ (कॉन्टैक्ट डर्मेटाइटिस)

यह दो प्रकार का होता है:

1. लम्बे समय अथवा निरन्तर सम्पर्क के कारण इरीटेन्ट डर्मेटाइटिस।
2. विलम्बित हाइपरसेंसिटिविटी प्रतिक्रिया के कारण एलर्जिक डर्मेटाइटिस।

डायपर डर्मेटाइटिस इरीटेंट डर्मेटाइटिस का एक रूप है।

मूत्र, मल, साबुन लगे कच्छे तथा किसी अन्य की त्वचा के निरन्तर सम्पर्क में रहने के कारण त्वचा पर्तदार तथा सूज जाती है और प्राय: उसमें घाव अथवा फटन तथा क्षरण हो जाता है। दूसरा कारण जीवाणु अथवा यीस्ट के कारण संक्रमण है। इसके लिए शिशु की कच्छी को

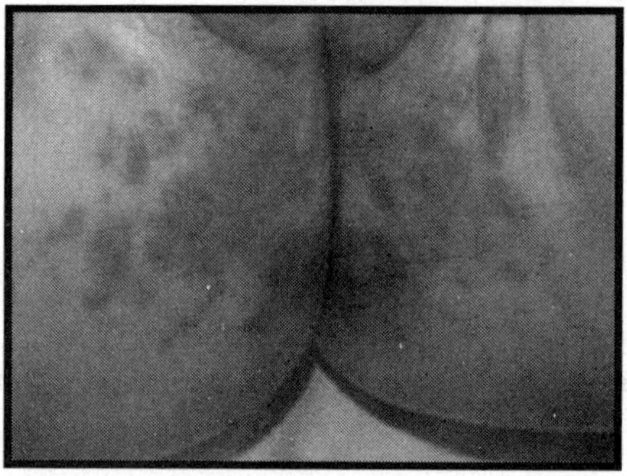

चित्र 6.7: डायपर डर्मेटाइटिस (कच्छी के कारण उत्पन्न त्वचा रोग)

निरन्तर बदलना, जननांगों को गर्म पानी और सौम्य साबुन से धोना और जिंक ऑक्साइड के पेस्ट जैसे कोमल अभिकारकों का प्रयोग करना उत्तम रहता है।

यदि इन उपायों से सफलता नहीं मिलती है तो प्रत्येक बार कच्छी बदलने के पश्चात कुछ समय तक 0.5–1% टॉपिकल हाइड्रोकॉर्टिसोन का प्रयोग लाभदायक होता है।

एलर्जिक कॉन्टैक्ट डर्मेटाइटिस एन्टीजेनिक आक्षेप की प्रतिक्रिया के फलस्वरूप होता है जो त्वचा को भेद देता है। घाव रक्तवर्ण के, अत्यधिक उभरे तथा वेसिकोबुलस होते हैं। एलर्जी कारक तत्वों से परहेज तथा कॉर्टिकोस्टेरॉयड के प्रयोग द्वारा इसका उपचार किया जा सकता है। खुजली के लिए मुख द्वारा एन्टीहिस्टेमिनिक्स देने की आवश्यकता होती है।

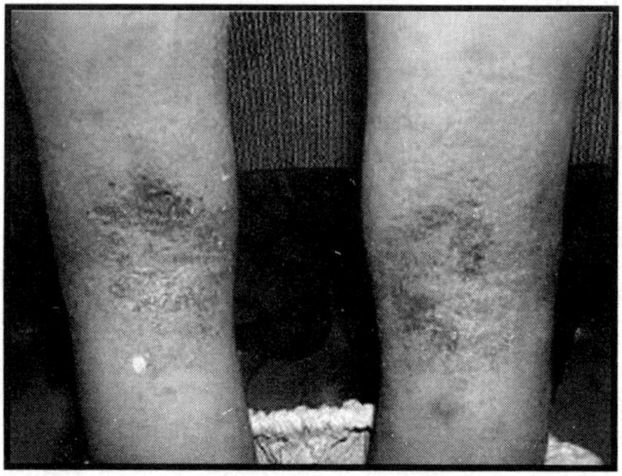

चित्र 6.8: एलर्जिक कॉन्टैक्ट डर्मेटाइटिस

सेबोरीक डर्मेटाइटिस

अज्ञात ईटियोलॉजी की पुरानी प्रदाहक बीमारी जीवन के प्रथम माह से प्रारम्भ होती है। खोपड़ी के फैलने अथवा फोकल स्केलिंग अथवा पपड़ी बनने को **'क्रेडल कैप'** कहा जाता है जो सामान्य रूप से दिखाई देता है।

ग्रीस की भाँति, शल्कीय एरिथ्रोमेटस, खुजली रहित मुहाँसेदार डर्मेटाइटिस चेहरे, गर्दन, कान के पास के क्षेत्र तथा काँख में उपस्थित हो सकती है।

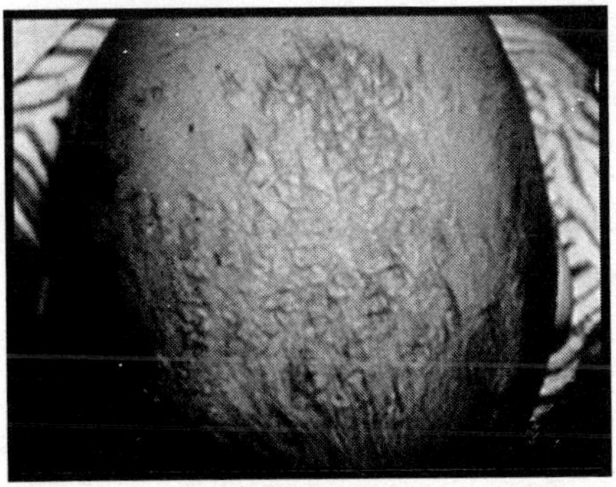

चित्र 6.9: क्रेडल कैप

इसका उपचार एन्टी-सेबोरीक शैम्पू जैसे सेलेनियम सल्फाइड के प्रयोग द्वारा स्कैल्प घावों को नियन्त्रित करके किया जा सकता है। सूजन वाले घाव प्राय: टॉपिकल स्टेरॉयड थेरेपी द्वारा ठीक होते हैं।

कैंडिडल संक्रमण

डायपर डर्मेटाइटिस : ये लाल रंग के पपड़ीदार किनारों वाले तथा तीव्र सीमान्त वाले संगामी पट्टिकाओं जैसे होते हैं। ये अनेक दानों से मिलकर बने होते हैं। सैटेलाइट घाव स्थानीय कैंडिडल संक्रमण के द्योतक होते हैं। इसके उपचार के लिए पोटैशियम हाइड्रॉक्साइड के स्किन स्क्रैपिंग प्रिपरेशन का प्रयोग करके कवक का विनष्टीकरण किया जाता है। इसके उपचार में प्रत्येक बार कच्छी बदलते समय अथवा दिन में चार बार एन्टीकैंडिडल अभिकारक जैसे क्लोट्रिमाजोल, माइकोनेजोल अथवा कीटोकोनेजोल का प्रयोग स्थानीय स्तर पर किया जाता है।

शिशु की ऊँचाई तथा भार का विकास

शिशुओं की वृद्धि एक निरन्तर होने वाली प्रक्रिया है जो विभिन्न मुद्दों पर आधारित होती है जिसमें जन्म के समय का भार तथा गर्भ की आयु का अत्यधिक महत्त्व है। वृद्धि जटिल प्रक्रिया है। यह

अनेक अन्तर्क्रियात्मक कारकों पर निर्भर करती है जैसे आहार की मात्रा तथा गुणवत्ता, आनुवंशिकी, शिशु के विभिन्न अंगों का कार्य संचालन, वृद्धि के हॉरमोन्स का उचित नियन्त्रण, शिशु का भावनात्मक स्तर पर उत्तम होना तथा वातावरण।

शिशु अपनी दर से ही वृद्धि करते हैं और इससे नीचे होने का अर्थ केवल एक सूचक मात्र है।

नवजात शिशु

अधिकतर शिशु अपने पूर्ण समय अथवा 40 सप्ताह में ही पैदा होते हैं जिनका भार 2.6 से 3.8 किग्रा से थोड़ा अधिक होता है और उनकी लम्बाई 48–53 सेमी (19 तथा 21 इंच) के बीच होती है। कुछ कारक जन्म के समय शिशु के आकार को प्रभावित कर सकते हैं।

नवजात शिशु का भार लगभग 30 (25–40) ग्राम प्रतिदिन की दर से बढ़ता है और प्रथम माह में लम्बाई में लगभग 2.5–4 सेमी (1–1.5 इंच) की वृद्धि प्रतिदिन होती है। 7 से 10 दिन की आयु के और फिर 3 से 6 सप्ताह की आयु के अनेक नवजात तीव्र वृद्धि (वृद्धि उछाल) के दौर से गुजरते हैं।

प्रथम तीन माह

जीवन के प्रारम्भिक कुछ दिनों के दौरान जन्म भार में कमी होने के पश्चात अनेक शिशु लगातार क्रमिक वृद्धि करते रहते हैं। प्रथम माह के मध्य में प्रतिदिन भार–वृद्धि 14–28 ग्राम होनी चाहिए। यह वृद्धि प्रथम माह के बाद 0.45–0.9 किग्रा के औसत से बढ़ती है।

इसी अवधि में लम्बाई में वृद्धि 2.5–3.7 सेमी (1–1.5 इंच) प्रति माह हो सकती है।

4–7 माह

प्रायः इस अवधि में शिशु के आहार में ठोस आहार भी सम्मिलित कर लिया जाता है। 4 से 7 माह के शिशु की औसत वृद्धि दर 0.4–0.5 किग्रा प्रति माह होती है। 4 माह की आयु तक शिशु का भार लगभग दो गुना तथा 6 माह की आयु तक शिशु का भार लगभग 4 किग्रा तक बढ़ जाता है। वर्ष के द्वितीय उत्तरार्ध में शिशु की वृद्धि दर प्रथम छः माह की वृद्धि दर की आधी होती है तथा औसतन 6 माह की आयु से एक वर्ष की आयु के बीच भार में केवल 2 किग्रा की वृद्धि होती है। आठवें माह तक शिशु का भार जन्म के भार (जो लगभग 3 किग्रा होता है) का लगभग 2.5 गुना हो जाता है।

यद्यपि यह परिवर्तन भिन्न–भिन्न शिशुओं में भिन्न–भिन्न होता है। अस्थियों में तीव्र वृद्धि का अर्थ है उसकी लम्बाई में वृद्धि होना जो इस अवधि में लगभग 5 सेमी (2 इंच) होती है।

8–12 माह

इस अवधि में वृद्धि को प्रभावित करने वाले चर, विशेष रूप से भार, अनेक होते हैं। उदाहरण के लिए इस अवधि में शिशु अपने आप गति कर सकते हैं और ठोस आहार पकड़ने में तत्परता दिखाते हैं। 8 माह की आयु तक अनेक शिशुओं का भार लगभग 6.3–8.1 किग्रा होता है यद्यपि सामान्य तौर पर यह अधिक होना चाहिए। जीवन के प्रथम 12 माह के पश्चात अनेक शिशु अपने जन्म भार का तीन गुना (3×) हो जाते हैं और लगभग 70–80 सेमी (28 से 32 इंच) लम्बे हो जाते हैं।

1–2 वर्ष

जीवन के दूसरे वर्ष में भार वृद्धि में कमी आ जाती है जिसमें अधिकतर बच्चों का भार 1.4–2.3 किग्रा के बीच बढ़ता है। दूसरे जन्मदिवस तक उनके बचपन की आकृति बदलने लगती है और चौड़ाई में वृद्धि की अपेक्षा लम्बाई में वृद्धि करते हैं। जब तक विकासात्मक वृद्धि तेजी से अग्रसर रहती है तो इस वर्ष की अवधि में शारीरिक वृद्धि में कमी आती है। इस अवधि में हुए परिवर्तन वास्तविक वृद्धि की अपेक्षा बच्चे की दिखावट से अधिक सम्बद्ध होते हैं। उदाहरण के लिए, इस द्वितीय वर्ष में गोल पेट तथा कोमल हाथ और कोमल पैर जो घुटने के बल चलने के लिए उपयुक्त होते हैं, की बजाय मांसपेशियों में दृढ़ता आ जाने के कारण ठुमक कर चलने योग्य हो जाते हैं।

प्रेरक कौशल का विकास (Postnatal Motor Skills Development)

प्रेरक कौशल को साधारणतः ग्रॉस मोटर स्किल्स तथा फाइन मोटर स्किल्स में विभक्त किया जाता है। ग्रॉस मोटर स्किल का अर्थ व्यापक मांस–पेशियों की क्रियाशीलता से है जबकि फाइन मोटर स्किल के अन्तर्गत सूक्ष्म क्रियाएँ जैसे अंगुलियों का कौशल आता है।

ग्रॉस मोटर स्किल्स

जन्म के समय शिशु में छाती अथवा भुजाओं में समन्वयन की क्षमता नहीं होती है परन्तु 1 माह के बाद वह इच्छित दिशा में सिर उठा सकता है। लगभग 3 माह की आयु तक शिशु अपनी छाती को पकड़ सकता है और इच्छित दिशा में घूमने के लिए हाथों का सहारा ले सकता है। 3–4 माह की आयु में शिशु लुढ़कने लगता है और 4–5 माह की आयु में अपने पैरों के सहारे कुछ भार वहन कर सकता है। 6 माह की आयु तक अनेक शिशु बिना सहारे के बैठ सकते हैं और 7–8 माह की आयु तक वे रेंग सकते हैं और बिना किसी सहायता के खड़े हो सकते हैं। लगभग 8 माह की आयु में शिशु स्वयं ही खड़ा होने का प्रयास कर सकते हैं और 10/11 माह की आयु में वे

फर्नीचर जैसी वस्तुओं को पकड़कर चल सकते हैं। 12–13 माह की आयु तक औसतन बच्चे बिना किसी सहारे के (परन्तु लड़खड़ाकर अथवा कुछ कदम) चल सकते हैं।

ध्यान रखें कि ये आँकड़े केवल सन्दर्भ के लिए हैं और इसमें 2 से 4 माह तक अन्तर हो सकता है। वह कौन सा समरूप क्रम है जिसमें इस क्रम की घटनाएँ घटित होती हैं।

फाइन मोटर स्किल्स

जन्म के समय शिशुओं में फाइन मोटर स्किल्स पर नियन्त्रण नहीं होता है; यद्यपि उनके पास विकसित बाहु, हाथ तथा अँगुली की गतियाँ होती हैं (शिशु की प्रतिवर्ती क्रिया)। इस प्रकार के व्यवहारों का विकास जैसे पकड़ना तथा पहुँच बनाना जीवन के प्रथम 2 वर्षों में अधिक हो जाता है। जीवन के प्रथम 2 वर्षों में हाथ–आँख का समन्वयन फाइन मोटर स्किल्स में प्रतिबिम्बित होने लगता है।

प्रतिरक्षीकरण

बच्चे जन्म के समय से ही कुछ विशेष संक्रमणों के विरुद्ध प्राकृतिक रूप से प्रतिरक्षित होते हैं। यह प्रतिरक्षियों से लड़ने वाली बीमारियों के परिणामस्वरूप उत्पन्न होती है जो गर्भ के दौरान गर्भनाल के माध्यम से शिशु तक पहुँचती है। बाद में स्तनपान के द्वारा शिशु को अतिरिक्त प्रतिरक्षी प्राप्त हो जाते हैं। परन्तु दोनों स्थितियों में यह प्रतिरक्षा अस्थायी होती है।

प्रतिरक्षीकरण अथवा टीकाकरण क्या है?

प्रतिरक्षीकरण अथवा टीकारण का अर्थ लगभग एक जैसा ही है। दोनों शब्दों का अर्थ है कि शिशुओं अथवा वयस्कों को टीका अथवा 'शॉट्स' देना ताकि वे किसी विशेष बीमारी के विरुद्ध प्रतिरक्षा (प्रतिरोध) प्राप्त कर सकें।

टीका किस प्रकार कार्य करता है?

सामान्यत: अनेक बीमारियों के उत्पन्न होने का कारण शरीर में जीवाणु का प्रवेश है और परिणामस्वरूप बीमारी आती है, इसके साथ ही शरीर में एक प्रतिरक्षा तन्त्र इन जीवाणुओं से लड़ता है जिससे अन्त में बीमारी से मुक्ति मिल जाती है। यहाँ पर बीमारी होने के पश्चात बीमारी के प्रति प्रतिरक्षा उत्पन्न होती है। टीका बीमारी के जीवाणुओं का एक भाग अथवा जीवाणु होते हैं जिन्हें इस प्रकार प्रसंस्कृत किया जाता है कि यह बीमारी उत्पन्न करने की क्षमता खो बैठता है परन्तु जब इसे बच्चे/वयस्क के शरीर में प्रविष्ट कराया जाता है तो यह शरीर में रक्षी कोशिकाओं (प्रतिरक्षी) को उत्पन्न करके प्रतिरक्षा अथवा लड़ने की शक्ति उत्पन्न कर देता है।

बच्चों के टीकाकरण की समय-सारिणी क्या है?

तालिका 6.2 : नियमित प्रतिरक्षीकरण की आईएपी समय-सारिणी

जन्म	बीसीजी, ओपीवी (शून्य खुराक) हिपैटाइटिस बी प्रथम खुराक
6 सप्ताह	ओपीवी1, डीपीटी1 हिपैटाइटिस बी दूसरी खुराक एचआईबी प्रथम खुराक
10 सप्ताह	ओपीवी2, डीपीटी2 एचआईबी दूसरी खुराक
14 सप्ताह	ओपीवी3, डीपीटी3 हिपैटाइटिस तीसरी खुराक* एचआईबी तीसरी खुराक
9 माह	खसरे का टीका विटामिन 'ए' एक लाख इकाई
15–18 माह	ओपीवी, डीपीटी की प्रथम बूस्टर खुराक एमएमआर टीका एचआईबी का बूस्टर
2 वर्ष	तपेदिक का टीका जिसे प्रत्येक 3 वर्ष पर दुहराना चाहिए
5 वर्ष	ओपीवी, डीपीटी की दूसरी बूस्टर खुराक
10 वर्ष	टिटैनस टॉक्सायड की बूस्टर खुराक
16 वर्ष	टिटैनस टॉक्सायड की बूस्टर खुराक

* हिपैटाइटिस बी की तीसरी खुराक 6–9 माह पर दी जा सकती है।

नोट:

1. इसके अतिरिक्त हिपैटाइटिस ए का टीका तथा चेचक के टीके की खुराक 1–2 वर्ष के पश्चात दी जा सकती है।
2. स्थानीय स्वास्थ्य प्राधिकरण तथा पल्स पोलियो कार्यक्रम के दौरान ओरल पोलियो ड्रॉप की अतिरिक्त खुराक अवश्य देनी चाहिए।

यदि प्रस्तावित आयु पर टीका न दिया जाये अथवा देर से टीका दिया जाये तो क्या होगा ?

जब रोगी देर से आता है तो टीका लगाया जाये अथवा नहीं, इसका निर्धारण बीमारी विशेष के प्राकृतिक इतिहास तथा बच्चे की आयु पर निर्भर करता है। बीसीजी, ओपीवी तथा डीपीटी का टीका 5 वर्ष की आयु के भीतर लगवा देना चाहिए। यदि रोगी 5 वर्ष से अधिक आयु का है तो केवल डीटी दी जानी चाहिए। यदि बच्चा 6 माह से अधिक आयु का हो तो मैंटॉक्स परीक्षण के पश्चात ही बीसीजी देना चाहिए। यदि खसरे का टीका देने में विलम्ब हो गया हो तो 12 माह की आयु तक इसे दिया जा सकता है अथवा इसके बाद एमएमआर टीका के रूप में देना चाहिए। यदि एमएमआर टीका विलम्बित है तो किशोरावस्था से पूर्व इसे कभी भी दिया जा सकता है और इसके पश्चात गलसुआ अथवा रुबेला टीका दिया जा सकता है। हिपैटाइटिस बी का टीका वयस्क होने पर भी दिया जा सकता है परन्तु 40 वर्ष की आयु के पश्चात यह प्रभावहीन होता है। यदि एचआईबी टीका देने में देर हो गयी हो तो इसे 5 वर्ष की आयु तक दिया जा सकता है। 12–15 माह की आयु से अधिक बच्चों को एचआईबी की केवल एक ही खुराक पर्याप्त है। तपेदिक का टीका वयस्क होने तक दिया जा सकता है। इसी प्रकार हिपैटाइटिस ए तथा छोटी चेचक का टीका किसी भी आयु में चिकित्सक की सलाह पर दिया जा सकता है परन्तु शर्त यह है कि रोगी इन बीमारियों से क्रमश: 2 वर्ष तथा 1 वर्ष से अधिक पीड़ित न रहा हो।

यदि बाद के खुराक देने में विलम्ब हो तो क्या होगा ?

यदि कोर्स पूरा करने में विलम्ब हो गया हो तो उसे पुन: प्रारम्भ करना आवश्यक नहीं है। उसे केवल बची हुई खुराक ही देनी चाहिए। सर्वाधिक महत्त्वपूर्ण बात यह है कि बच्चा वांछित कार्यक्रमानुसार कोर्स पूरा होने तक असुरक्षित अथवा आंशिक रूप से सुरक्षित रहता है। अत: यह आवश्यक है कि कोर्स को समयानुसार पूरा किया जाये और यह कार्य जीवन के पहले वर्ष में ही पूरा हो जाना चाहिए।

यदि बच्चा बीमार हो तो क्या टीका दिया जा सकता है ?

हल्की खाँसी, सर्दी के कारण दस्त, उल्टी अथवा हल्के बुखार आदि टीकाकरण में बाधक नहीं हैं। परन्तु यदि बच्चा किसी गम्भीर बीमारी, अधिक बुखार, अत्यधिक दस्त, न्यूमोनिया अथवा किसी ऐसी बीमारी जिसमें उसे अस्पताल में परीक्षण अथवा भर्ती कराने की आवश्यकता पड़े तो उसके पूर्ण स्वस्थ होने तक टीकाकरण नहीं करना चाहिए।

टीकाकरण के समय क्या सावधानियाँ रखनी चाहिएँ ?

सर्वप्रथम बात यह है कि टीके समयानुसार लग जाने चाहिएँ। बच्चे को टीका लगने से पूर्व और पश्चात बच्चे को स्तनपान सहित आहार दिया जा सकता है। टीका देने से पूर्व बच्चे को भूखा

रखना आवश्यक नहीं है। टीकाकरण कार्ड का उचित अनुपालन करें और इसे टीकाकरण हेतु चिकित्सक के पास जाने के समय साथ लेकर जायें और इसे अपडेट रखें। टीका लगे स्थान को स्पिरिट से भीगी रुई द्वारा कुछ मिनट तक दबा कर रखें। टीका लगे स्थान पर मालिश करना अथवा रगड़ना नहीं चाहिए। टीकाकरण के पश्चात लगभग 30 मिनट तक प्रतीक्षाकक्ष में प्रतीक्षा करें और देखें कि टीके का कोई प्रतिकूल प्रभाव तो नहीं पड़ रहा है। अगली बार पुनः टीकाकरण हेतु आने का समय ध्यान में रखें। यदि अगले कुछ दिनों में टीके का कोई प्रतिकूल प्रभाव पड़ा हो अथवा बच्चा असामान्य व्यवहार कर रहा हो तो चिकित्सक को तुरन्त सूचित करें।

टीकाकरण के सामान्य साइड इफैक्ट्स क्या हैं?

अधिकतर टीके सुरक्षित होते हैं। रोगी को सुई लगाने के स्थान पर दर्द, लालिमा, सूजन हो सकती है। त्वचा में लगने वाले यह असामान्य टीके हैं। डीपीटी जैसे कुछ टीके ऐसे हैं जिन्हें लगाने के पश्चात कुछ दिन तक गाँठ बनी रहती है।

कभी-कभी डीपीटी का टीका लगाने के पश्चात कुछ बच्चों में विकलता, चिड़चिड़ापन, अरुचि, उल्टी, डायरिया और अत्यधिक रोने जैसी क्रियाएँ हो सकती हैं।

अन्त में, कभी-कभी टीका के पश्चात आक्षेप, मस्तिष्क विकृति, अवसादित प्रतिक्रिया, हाइपोटोनिया, चेतनाहीनता, तीव्रग्राहिता, आघात, अति बुखार (बुखार 105 डिग्री से. से अधिक) तथा साइनोसिस आदि हो सकते हैं जिसकी सूचना तुरन्त चिकित्सक को देनी चाहिए। यह आवश्यक नहीं है कि टीके के पश्चात हमेशा बच्चों को बुखार हो जाये।

टीकाकरण के अन्तर्विरोध क्या हैं?

पूर्व में जिस टीके से बच्चे में अत्यधिक प्रतिक्रिया दिखाई दी हो तो उसी टीके का प्रयोग पुनः नहीं करना चाहिए। स्नायु सम्बन्धी निरन्तर विकृति वाले शिशुओं को डीपीटी का टीका नहीं देना चाहिए बल्कि इसके स्थान पर टीडी का इंजेक्शन देना चाहिए।

जिन शिशुओं को अण्डे के प्रति एलर्जी हो तो उन्हें खसरा अथवा एमएमआर का टीका नहीं देना चाहिए। इम्यूनोकम्प्रोमाइज्ड दशा जैसे सिम्पटोमेटिक एचआईवी अथवा एड्स युक्त मरीजों को लाइव टीके नहीं देने चाहिए और विशेष रूप से तब जब किल्ड वैक्सीन का पूरक उपलब्ध हो। वास्तव में इस नियम के कुछ अपवाद हैं और विस्तृत जानकारी के लिए व्यक्तिगत टीके को देखना चाहिए। उदाहरण के लिए ओरल पोलियो अथवा बीसीजी का टीका पूर्व शैशवावस्था में इम्यूनोकम्प्रोमाइज्ड होने से पूर्व एचआईवी ग्रस्त बच्चे को दिया जा सकता है।

कोल्ड चेन क्या है ? टीकों का संग्रहण किस प्रकार किया जाये ?

कोल्ड चेन का अर्थ है कि टीकों को अनुमोदित तापमान पर रखना जो कि प्राय: 2 से 8 डिग्री से. होता है। पीएचसी, अस्पतालों अथवा टीकाकरण चिकित्सालयों में इन्हें रेफ्रिजरेटर में रखा जाता है और टीकाकरण के समय इन्हें निकाल लिया जाता है। रेफ्रिजरेटर में कोई अन्य वस्तु नहीं रखी जानी चाहिए।

बीसीजी, ओपीवी, खसरा, एमएमआर तथा छोटी चेचक के टीके को रेफ्रिजरेटर के सबसे ऊपरी भाग में अथवा अत्यधिक ठण्डे भाग में रखना चाहिए। न जमने वाले टीकों, जैसे डीपीटी, डीटी, टिटेनस टॉक्सायड, तपेदिक, एचआईबी, हिपेटाइटिस बी, हिपेटाइटिस ए, रेबीज आदि को पहले और दूसरे रैक में रखना चाहिए। तनुकारकों को रेफ्रिजरेटर के सबसे निचले रैक में रखा जाना चाहिए।

किसी भी टीके को दरवाजे वाले भाग में नहीं रखना चाहिए क्योंकि दरवाजा खोलने पर इसका तापमान 15 डिग्री से. तक पहुँच जाता है। इसके स्थान पर आइस पैक को दरवाजे वाले भाग अथवा अतिरिक्त बचे भाग में रखना चाहिए ताकि बिजली चले जाने पर भी 2 से 8 डिग्री से. का तापमान लम्बे समय तक स्थिर रखा जा सके। रेफ्रिजरेटर को बार-बार नहीं खोलना चाहिए। बिजली चले जाने की दशा में रेफ्रिजरेटर को नहीं खोलना चाहिए।

वैक्सीन कैरियर में वैक्सीन रखते समय वैक्सीन के ऊपर और नीचे पर्याप्त बर्फ रखनी चाहिए और बर्फ के सीधे सम्पर्क में आकर जमने से रोकने के लिए उसे प्लास्टिक बैग में रखना चाहिए। बर्फ के पिघलने तक वैक्सीन कैरियर का तापमान 2 से 8 डिग्री से. बनाये रखना चाहिए। यह सुनिश्चित करें कि 6-8 घण्टे के अन्तराल में बर्फ बदलते रहना अनिवार्य है।

प्रथम वर्ष में विकासात्मक प्रतिमान

यद्यपि कोई भी दो बच्चे एक ही दर से विकसित नहीं होते हैं, परन्तु विशेषज्ञ इस बात से सहमत हैं कि विकास के कुछ लक्षण सबमें पाये जाते हैं। नीचे दी गयी तालिका में जीवन के प्रथम वर्ष में बच्चों के विकासात्मक प्रतिमान को दर्शाने वाले लक्षण दिये गये हैं। माता को शिशु में एक माह तक इन लक्षणों पर ध्यान रखना चाहिए। याद रखें कि प्रत्येक बच्चा भिन्न होता है और वह भिन्न दर से सीखता और वृद्धि करता है। परन्तु यदि बच्चा अपने आयु वर्ग के अन्य बच्चों की भाँति अनेक कौशल नहीं कर पाता है तो माता को शिशु रोग विशेषज्ञ के पास जाना चाहिए। साथ ही ध्यान दें कि यह सारिणी माता को अपने बच्चे के सामान्य विकास की जानकारी देती है और यह औपचारिक, मानकीकृत मापक उपकरण नहीं है।

तालिका 6.3

3 माह	6 माह	12 माह
प्रेरक कौशल		
• कन्धे से पकड़ने पर सिर उठाता है। • पेट के बल लेटने पर अपने सिर और छाती को उठाता है। • पेट के बल लेटने पर अपने सिर को अगल-बगल में घुमाता है। • अपनी आँखों के सामने से गुजरने वाली वस्तु या व्यक्ति को देखता रहता है। • हाथ को खुला अथवा मुट्ठी को जोर से बन्द करता है। • खिलौना देने पर जोर से पकड़ता है। • हाथों और पैरों को चलाता है।	• बैठने में सहायता देने के पश्चात सिर को दृढ़ रखता है। • वस्तु तक पहुँचता है और पकड़ता है। • पैर की अंगुलियों से खेलता है। • दूध पिलाने के समय बोतल को पकड़ता है। • बातचीत अथवा आवाज को ढूँढता है। • खिलौने को एक हाथ से दूसरे हाथ में पकड़ता है। • झुनझुने को हिलाता है। • यदि माता उसके हाथ को पकड़ ले तो वह बैठने का प्रयास करता है। • थोड़ी सी सहायता पर बैठ जाता है। • ऊँची कुर्सी पर बैठता है। • लुढ़कता है। • खड़े होने पर पकड़ने से उछलता है।	• सहायता देने पर कप से द्रव पी सकता है। • रेजिन अथवा ब्रेड के टुकड़ों जैसी वस्तुओं को स्वयं खाता है। • तर्जनी अथवा मध्यमा अंगुली और अंगूठे की सहायता से वस्तुओं को पकड़ता है। • तर्जनी अंगुली का प्रयोग इंगित करने अथवा घुसाने के लिए करता है। • कन्टेनर से छोटी वस्तुओं को निकालता और रखता है। • दो वस्तुओं को आपस में बजाता है। • बिना सहायता के बैठता है। • हाथ तथा घुटनों के बल चलता है। • फर्नीचर आदि को पकड़कर खड़े होने तथा चलने का प्रयास करता है। • थोड़ी देर के लिए स्वयं खड़ा हो जाता है। • एक हाथ से कोई वस्तु पकड़कर चलता है। • एक पैर अथवा हाथ आगे बढ़ाकर वस्त्र पहनने में सहायता करता है।

क्रमशः

क्रमश:

संवेदी और विचारात्मक कौशल		
• चमकीले रंगों तथा प्रकाश की ओर सिर घुमाता है। • मनुष्य की आवाज की दिशा में सिर घुमाता है। • बोतल अथवा स्तन को पहचान लेता है। • झुनझुना अथवा घण्टी हिलाने पर प्रतिक्रिया प्रदर्शित करता है।	• चम्मच डालने के लिए मुँह खोलता है। • माता की क्रियाओं की नकल करता है।	• माता द्वारा उत्पन्न आवाज तथा क्रियाओं की नकल करता है। • शरीर हिलाकर संगीत के प्रति अनुक्रिया व्यक्त करता है। • सामान्य लक्ष्यों की प्राप्ति हेतु प्रयास करता है (खिलौने को देखकर उसकी ओर बढ़ना)। • किसी देखी गयी वस्तु के गायब होने पर देखता रहता है (जैसे कि मेज पर रखा कोई चम्मच नीचे गिर जाये)।
भाषा और सामाजिक कौशल		
• कू-कू करने अथवा घुरघुराने की आवाज निकालता है। • मुस्कराने पर मुस्कराता है। • भूख, भय तथा असुविधा का प्रदर्शन करता है (रोने अथवा चेहरे के भाव प्रदर्शन द्वारा)। • पकड़ने अथवा मधुर आवाज में बोलने पर चुप हो जाता है। • गोद में आने की आशा करता है। • 'पीक-ए-बू' खेल के प्रति प्रतिक्रिया दर्शाता है। कू-कू करने अथवा घुरघुराने की आवाज निकालता है।	• बलबलाता है, गायन जैसी ध्वनि निकालता है। • परिचित चेहरों को पहचानता है। • प्रसन्नता के कारण हँसता और किकियाता है। • नाराज होने पर चीखता है। • शीशे में स्वयं को देखकर हँसता है।	• बलबलाता है परन्तु कभी-कभी बातचीत करने जैसी ध्वनि निकालता है। • अपना पहला शब्द बोलता है। • पारिवारिक सदस्यों के नाम पहचानता है। • माता से बात करने का प्रयास करता है। • दूसरों के कष्टों के प्रति अनुक्रिया दिखाता है या चिल्लाता है। • पारिवारिक वयस्कों के प्रति स्नेह प्रदर्शित करता है। • माता से अलग होने पर कम या अत्यधिक चिन्ता व्यक्त करता है। • किसी अजनबी के प्रति शंकालु रहता है। • उठाने के लिए हाथ बढ़ाने पर अपने हाथों को उठाता है। • सामान्य आदेशों को समझता है।

विकासात्मक आकलन

सामान्य से भिन्न व्यवहार की पहचान शीघ्र की जानी आवश्यक है ताकि उस रोग के गम्भीर या स्थायी होने से पूर्व उसका यथाशीघ्र उपचार किया जा सके। विचलित अथवा विलम्बित विकास के खतरे से युक्त विकास करते हुए शिशु का निरन्तर निरीक्षण करना चाहिए। इस प्रक्रिया से न केवल रोग की पहचान में सहायता मिलती है बल्कि शिशु की उपलब्ध क्षमता की भी जानकारी होती है। उपचारात्मक सावधानियों में इससे सहायता मिलती है।

विकासात्मक आकलन विलम्बित विकास के अस्तित्व के निर्धारण के लिए, शक्ति और आवश्यकताओं की पहचान के लिए तथा बाधाओं के विरुद्ध विकास के लिए किया जाता है। यह ध्यान रखना अत्यन्त आवश्यक है कि अवांछित पूर्व परिपक्व निर्णय लेकर माता को अनावश्यक तनाव में न डाला जाए। यदि वृद्धि के प्रारम्भिक चरणों में विकासात्मक विलम्ब की पहचान हो जाती है तो लम्बे समय के उपचार से बाधाओं को दूर किया जा सकता है।

स्क्रीनिंग उपकरण

- मोटर माइलस्टोन्स के लिए सीडीसी ग्रेडिंग।
- त्रिवेन्द्रम डेवलपमेंट स्क्रीनिंग चार्ट (टीडीएससी)।

मोटर माइलस्टोन हेतु सीडीसी ग्रेडिंग

सीडीसी द्वारा 3 प्रमुख मोटर माइलस्टोन्स हेतु ग्रेडिंग का प्रयोग विकासात्मक आकलन के लिए प्रमुख रूप से किया जाता है।

ग्रेडिंग-किसके लिए?

- बच्चे के विकास की स्थिति के विषय में सामान्य अवधारणा बनाने के लिए।
- उपचारात्मक प्रक्रिया में सुधार करना।
- माता को अपने बच्चे के विकास में सुधार के विषय में जागरूक करना।

सिर पकड़ना (हैड होल्डिंग) : 4 माह पूर्ण होने पर

ग्रेड 0	:	कोई भी हैड होल्डिंग नहीं
ग्रेड I	:	सिर सीधा तथा क्षणिक रूप से दृढ़
ग्रेड II	:	पृष्ठीय निलंबन-शरीर के साथ सिर उठाता है

ग्रेड III	:	प्रोन स्थिति–भुजाओं द्वारा उठना, छाती उठाना
ग्रेड IV	:	माता के इधर–उधर घूमने पर सिर को दृढ़ रखते हुए घुमाना
ग्रेड V	:	हर समय सिर सन्तुलित रहता है
बैठना	:	8 माह पूर्ण होने पर
ग्रेड 0	:	बिल्कुल नहीं बैठ पाता है
ग्रेड I	:	थोड़ी देर तक बैठ सकता है
ग्रेड II	:	आगे की ओर झुककर 30 सेकण्ड या अधिक तक बैठ सकता है
ग्रेड III	:	शिशु पीठ सीधी करके बैठ सकता है
ग्रेड IV	:	बैठने पर घूम सकता है और खिलौना पकड़ सकता है
ग्रेड V	:	बैठने के लिए स्वयं उठ जाता है
खड़ा होना	:	12 माह पूर्ण होने पर
ग्रेड 0	:	ठीक से खड़ा नहीं हो पाता है
ग्रेड I	:	फर्नीचर पकड़कर थोड़ी देर खड़ा रह सकता है
ग्रेड II	:	दोनों हाथों से पकड़कर कुछ कदम चल सकता है
ग्रेड III	:	बिना सहायता के अकेले खड़ा हो जाता है (पैरों को दूर–दूर रखकर)
ग्रेड IV	:	हाथ के ऊपर शरीर का भार डालकर स्वयं खड़ा हो जाता है
ग्रेड V	:	बिना सहारे के कुछ कदम चलता है।

सीडीसी ग्रेडिंग की व्याख्या

ग्रेड 0, I, II	:	आयु के अनुरूप असामान्य
ग्रेड III, IV, V	:	आयु के अनुसार सामान्य

ग्रेड 0 : निर्बल विकासात्मक स्थिति

ग्रेड V : उत्तम विकासात्मक स्थिति

यदि बच्चा बिना ग्रेड II के ग्रेड III हैड होल्डिंग में है (बिना हाथ उठाये केवल सिर उठाता है) तो इसे असामान्य माना जाता है क्योंकि ऐसा नेक एक्सटेंशर हाइपरटोनिया के कारण हो सकता है। कभी-कभी ऐसा सम्भव हो सकता है कि बच्चा अकेले खड़ा होने (ग्रेड III) की अपेक्षा ग्रेड IV स्टैंडिंग प्राप्त कर ले, इस स्थिति में यह असामान्य नहीं है।

त्रिवेन्द्रम डेवलपमेंट स्क्रीनिंग चार्ट (टीडीएससी)

यह एक सामान्य विकासात्मक स्क्रीनिंग परीक्षण है जिसे चाइल्ड डेवलपमेंट सेन्टर, त्रिवेन्द्रम में डिजाइन एवं वैधकृत किया गया है। इस चार्ट में 17 मद हैं जो अनेक प्रयास एवं त्रुटि क्रियाओं द्वारा चयनित किया गया है (आयु वर्ग 0–2 वर्ष)।

परीक्षण सामग्री

टीडीएससी एक सामान्य उपकरण है जिसमें डेवलमेंट किट की आवश्यकता नहीं होती है। इसमें केवल एक कलम तथा कुंजियों के गुच्छे होते हैं जिनका उपयोग होता है।

टीडीएससी का प्रयोग कैसे करें?

परीक्षण किये जा रहे बालक की कालक्रमानुसार आयु पर एक खड़ी रेखा खींची जाती है अथवा पेंसिल खड़ी रखी जाती है। यदि बालक खड़ी रेखा के बायीं ओर गिरी वस्तु को प्राप्त करने में असफल रहता है तो माना जाता है कि बालक का विकास विलम्बित है। कोई स्पष्ट असमरूपता भी असामान्यता का सूचक है। यदि बालक आप द्वारा खींची गयी आयु चार्ट की खड़ी रेखा के बायीं ओर अंकित चिह्नों को प्राप्त करने में सफल होता है तो वह सामान्य वृद्धि कर रहा है अथवा असफल होने पर उसकी वृद्धि असामान्य है।

टीडीएससी एक सामान्य उपकरण है जिसका आँगनवाड़ी कार्यकर्ताओं द्वारा अथवा न्यून प्रशिक्षण प्राप्त व्यक्ति द्वारा किया जा सकता है। लगभग एक वर्ष की आयु के निकट मदों का अधिप्रदर्शन होता है क्योंकि सामुदायिक व्यवस्था में एक वर्ष की आयु औपचारिक विकासात्मक आकलन हेतु उपयुक्त होती है।

नुकसान पर ध्यान न देकर योग्यताओं और क्षमताओं पर बल दें।

नहीं, 'काजल' लगाने से न तो आँखों की दृष्टि अच्छी होती है और न बड़ी होती हैं। बल्कि इससे 'लेड टॉक्सिटी' उत्पन्न होती है, यदि काजल अथवा सुरमे में लेड की मात्रा अधिक है और इसे गन्दी अंगुलियों से आँखों में लगाया जाये तो इससे आँखों में जलन का रोग हो सकता है।

तालिका 6.4 : नवजात शिशुओं, बच्चों व गर्भवती महिलाओं के लिए राष्ट्रीय टीकाकरण समय सारणी

			कैसे	
गर्भवती महिलाओं के लिए				
टी.टी.-1	गर्भावस्था के प्रारंभिक महीनों में	0.5 मि.ली.	मांसपेशी में	ऊपरी बांह पर
टी.टी.-2	टी.टी.-1* के 4 सप्ताह बाद	0.5 मि.ली.	मांसपेशी में	ऊपरी बांह पर
टी.टी. बूस्टर	यदि गर्भावस्था के दौरान पिछले तीन वर्षों के भीतर टी.टी. की 2 खुराक दी गयी हों*	0.5 मि.ली.	मांसपेशी में	ऊपरी बांह पर
नवजात शिशुओं के लिए				
बी.सी.जी.	जन्म के समय या एक वर्ष की उम्र तक जितनी जल्दी संभव हो सके।	0.1 मि.ली. (1 माह तक के शिशु के लिए 0.05 मि.ली.)	त्वचा के अंदर (इंट्राडरमल)	बाईं ऊपरी बांह
हेपेटाइटिस-बी	जन्म के समय या 24 घंटे के भीतर जितनी जल्दी संभव हो सके	0.1 मि.ली.	मांसपेशी में	मध्य जांघ का बाहरी हिस्सा
ओ.पी.वी.-0	जन्म के समय या 15 दिनों के भीतर जितनी जल्दी संभव हो सके	2 बूंद	मुंह से	मुंह से
ओ.पी.वी.-1, 2 व 3	6 सप्ताह, 10 सप्ताह और 14 सप्ताह पर	2 बूंद	मुंह से	मुंह से
डी.पी.टी.-1, 2 व 3	6 सप्ताह, 10 सप्ताह और 14 सप्ताह पर	0.5 मि.ली.	मांसपेशी में	मध्य जांघ का बाहरी हिस्सा
हेपेटाइटिस-बी-1, 2 व 3	6 सप्ताह, 10 सप्ताह और 14 सप्ताह पर	0.5 मि.ली.	मांसपेशी में	मध्य जांघ का बाहरी हिस्सा
खसरा	9 माह पूरे होने से लेकर 12 माह तक	0.5 मि.ली.	त्वचा और मांसपेशी के बीच में (सब-कुटेनियस)	दाईं ऊपरी बांह पर
विटामिन-ए (पहली खुराक)	9 माह पर, खसरे के साथ	1 मि.ली. (1 लाख आईयू)	मुंह से	मुंह से
बच्चों के लिए				
डी.पी.टी. बूस्टर	16-24 माह	0.5 मि.ली.	मांसपेशी में	मध्य जांघ का बाहरी हिस्सा
खसरा (दूसरी खुराक)	16-24 माह	0.5 मि.ली.	त्वचा और मांसपेशी के बीच में (सब-कुटेनियस)	दाईं ऊपरी बाँह पर
ओ.पी.वी.-बूस्टर	16-24 माह	2 बूंद	मुंह से	मुंह से
जापानी इन्सीफैलाइटिस**	16-24 माह	0.5 मि.ली.	त्वचा और मांसपेशी के बीच में (सब-कुटेनियस)	बाईं ऊपरी बांह पर

क्रमशः

क्रमशः

विटामिन-ए*** (दूसरी से नौवीं खुराक तक)	16 माह । उसके बाद, प्रत्येक 6 माह के अन्तराल पर 5 वर्ष की उम्र तक एक खुराक	2 मि.ली. (2 लाख आईयू)	मुंह से	मुंह से
डी.पी.टी.-बूस्टर	5-6 वर्ष	0.5 मि.ली.	मांसपेशी में	ऊपरी बांह पर
टी.टी.	10 व 16 वर्ष	0.5 मि.ली.	मांसपेशी में	ऊपरी बांह पर*

* टी.टी. 2 या बूस्टर खुराक गर्भधारण के 36 सप्ताह के पहले ले ली जानी चाहिए। फिर भी, यह खुराक 36 सप्ताह के बाद भी दी जा सकती है। यदि महिला को पहले टेटनस का टीका नहीं दिया गया है, तो उसे प्रसव के दौरान टेटनस का टीका लगाया जाए।

** जापानी एन्सीफैलाइटिस टीका, इस रोग से ग्रस्त चुनिंदा जिलों में टीकाकरण अभियान के बाद।

*** आईसीडीएस विभाग के सहयोग से, 1-5 वर्ष तक के बच्चों को साल में दो बार विटामिन-ए की दूसरी से नौवीं खुराक दी जा सकती है।

गर्भवती महिलाओं को स्वयं व अपने बच्चे की टेटनस से सुरक्षा करनी आवश्यक है।

इकाई 7

शिशु देखभाल के सामान्य मिथक

मिथक 1 :

शिशु के देखभाल की गुणवत्ता शिशु के विकास पर अधिक प्रभाव नहीं डालती है।

वास्तविकता :

अनेक शोधों द्वारा यह सिद्ध हो चुका है कि जीवन के प्रथम तीन वर्षों में शिशु का मस्तिष्क तीव्र गति से विकास करता है। इन तीन कठिन वर्षों के दौरान अर्जित अनुभव उसके जीवन का आधार बनते हैं। इससे स्पष्ट है कि शिशु की देखभाल का दीर्घकाल तक प्रभाव पड़ता है और बच्चे के चिन्तन, सीख तथा व्यवहार को प्रभावित करता है। इस पृष्ठभौमिक सूचना के द्वारा यह आश्चर्यजनक नहीं है तथा अनेक अध्ययनों से स्पष्ट हुआ है कि शिशु की उत्तम देखभाल, ऐसी देखभाल जो प्यार, सुरक्षा तथा सुस्थिर वातावरण उपलब्ध कराती है-शिशु को विद्यालय में प्रवेश हेतु सफल होने का आत्मविश्वास देता है, उसके कौशल का विकास करता है तथा माता-पिता के कार्य पर या घर पर रहने पर सुरक्षित व्यवहार अर्जित करता है। कम आय वाले परिवार के बच्चों की उचित देखभाल अधिक सार्थक और सकारात्मक प्रभाव डालती है। दूसरी ओर अपर्याप्त गुणवत्ता की देखभाल वाले बच्चों पर नकारात्मक प्रभाव पड़ता है जिसमें अनुद्दीपन, देखभालविहीनता तथा असुरक्षित वातावरण होना है जो बच्चे के विकास की प्रारम्भिक अवस्था के लिए आवश्यक होते हैं।

मिथक 2 :

जो बच्चा जितनी जल्दी बोलना सीख लेता है वह उतना ही बुद्धिमान होता है।

वास्तविकता :

यदि कोई बच्चा विकास के किसी एक क्षेत्र (जैसे बोलना) में असफल रहता है और अन्य क्षेत्रों में सामान्य रहता है तो इसे बच्चे के बुद्धिचातुर्य की कमी नहीं समझनी चाहिए। इसी प्रकार यदि कोई बच्चा अपनी आयुवर्ग के बच्चों की अपेक्षा जल्दी बोलना प्रारम्भ करता है तो इसका अर्थ यह नहीं है कि वह अन्य बच्चों की अपेक्षा अधिक बुद्धिमान है, यह विलक्षणता हो सकती है।

बच्चे की बुद्धिमत्ता के आकलन में उसके शब्दों को समझने की क्षमता उसकी अभिव्यक्ति क्षमता से अधिक महत्त्वपूर्ण होती है। सामान्यत: दो वर्ष का होने तक बच्चा 20 से अधिक शब्दों का ज्ञान रखता है और कुछ सामान्य वाक्यांश बोल सकता है। जो बच्चा एक वर्ष की आयु के तुरन्त बाद बात करता है वह दो वर्ष की आयु के उस बच्चे से जो उतनी बात नहीं कर सकता है, श्रेष्ठ नहीं भी हो सकता है। देर से बोलने वाले बच्चे इस प्रकार की विलम्बता के पारिवारिक इतिहास से सम्बद्ध भी हो सकते हैं। देर से बोलने वाले बच्चों की श्रवण शक्ति की विकृति पर ध्यान देना चाहिए ताकि उसका सही समय पर उपचार किया जा सके।

मिथक 3 :

यदि कोई बच्चा शीघ्र ही खड़ा होना प्रारम्भ करता है तो उसका पैर मुड़ा हुआ हो सकता है।

वास्तविकता :

5-6 माह की आयु के होने तक अनेक बच्चे सहारे के साथ खड़ा होना पसन्द करते हैं। उन्हें अपने शरीर का भार पैरों पर डालने देने से उसका पैर मुड़ेगा नहीं। अधिक भार वाले बच्चे लिटाने पर अपने घुटनों को परस्पर दूर रखते हैं। इस प्रकार की विकृति वाले बच्चे बढ़ने पर ठीक हो जाते हैं। यदि कोई बच्चा ऐसी विकृति से ग्रस्त है तो या तो यह आनुवंशिक विकृति के कारण अथवा सूखा रोग (विटामिन डी की कमी) के कारण हो सकता है जिससे उसके पैर की हड्डियाँ मुलायम और विकृत हो जाती हैं।

मिथक 4 :

अँगूठा चूसने से बच्चे के दाँतों का सामान्य संरेखण बाधित होता है।

वास्तविकता :

अनेक बच्चे प्राय: या कभी-कभी अपनी अंगुलियाँ या अंगूठा चूसते हैं। यह सत्य है कि अंगूठा चूसने से ऊपरी कृन्तक दाँत पर आगे की ओर तथा निचले कृंतक दाँत पर पीछे की ओर दबाव पड़ता है। इसके झुकाव की मात्रा अंगूठा चूसने के समयान्तराल तथा मुख में अंगूठे की स्थिति पर निर्भर करती है। दूध के दाँतों (अस्थायी) का झुकाव स्थायी दाँतों पर कोई प्रभाव नहीं डालता है जो कि लगभग 6 वर्ष की आयु में निकलते हैं। यदि चार वर्ष की आयु तक बालक चूसने की क्रिया एकदम बन्द कर देता है तो स्थायी दाँतों को कोई हानि नहीं पहुँचती है। अंगूठा चूसने की क्रिया को आयु बढ़ने के साथ बड़े प्यार से, धीरे-धीरे और निरन्तर प्रयास द्वारा छुड़ाना चाहिए।

मिथक 5 :

बिस्तर पर मूत्रत्याग सर्वदा भावनात्मक अशान्ति का सूचक है।

वास्तविकता :

5 से 6 वर्ष की आयु तक का वह बालक जो दिन में अपने मूत्राशय पर पूर्ण नियन्त्रण रखता है, रात्रि में बिस्तर पर मूत्रत्याग कर सकता है। यह मूत्राशय के नियन्त्रण हेतु वांछित जटिल यान्त्रिकी की परिपक्वता में विलम्ब होने के कारण होता है। जटिल यान्त्रिकी के अन्तर्गत न केवल तन्त्रिका तन्त्र की परिपक्वता आती है बल्कि माता-पिता द्वारा समयानुसार मूत्राशय तथा मलाशय के प्रशिक्षण भी सम्मिलित हैं। माता-पिता बिस्तर गीला करने को भावनात्मक समस्या मानते हुए ऐसी प्रतिक्रिया व्यक्त कर सकते हैं मानो बच्चे ने कोई गम्भीर और असामान्य कार्य किया है। कोई भी बच्चा जानबूझकर बिस्तर पर मूत्रत्याग नहीं करता है और उसे इस समस्या के लिए दोष देना उचित नहीं है। 10–12 वर्ष की आयु के प्रत्येक 5 में से 4 बच्चे बिस्तर पर मूत्रत्याग करते हैं। यदि बच्चे के साथ बड़े होने पर भी ऐसी समस्या बनी रहती है तो मूत्राशयी विकृति को दूर करने हेतु शिशु रोग विशेषज्ञ के पास ले जाना चाहिए।

मिथक 6 :

अतिरिक्त विटामिन बच्चे को अधिक स्वस्थ बनाते हैं।

वास्तविकता :

अतिरिक्त विटामिन की आवश्यकता बच्चे को उस समय पड़ती है जब वह बीमारी से उबर रहा हो अथवा गम्भीर बीमारी से ग्रस्त हो। सामान्य विटामिनों की आपूर्ति बच्चों को दिये जाने वाले दुग्ध तथा अनाजों से हो जाती है। जल में घुलनशील विटामिन जैसे विटामिन 'बी' तथा 'सी' मूत्र के द्वारा बाहर निकल जाते हैं। वसा में घुलने वाले विटामिनों जैसे 'ए' तथा 'डी' की अधिक मात्रा हानिकारक हो सकती है क्योंकि ये शरीर से बाहर नहीं निकल पाते हैं। इसलिए सन्तुलित आहार बच्चे को स्वस्थ रखेगा।

मिथक 7 :

टीके सुरक्षित नहीं होते हैं।

वास्तविकता :

अनेक औषधियों की भाँति गहन तथा कठोर परीक्षणों के पश्चात मनुष्य प्रजाति के लिए टीका

उपलब्ध कराया जाता है। विभिन्न प्रयोगों के द्वारा टीके की सुरक्षा को अत्यधिक महत्त्व दिया जाता है। केवल वे टीके जिन्हें सुरक्षा मानकों के अनुरूप बनाया जाता है, उन्हें ही व्यापक टीकाकरण कार्यक्रम में सम्मिलित किया जाता है। विभिन्न बैच के टीकों को संग्रहीत किया जाता है और लगाने के बाद भी निरन्तर निगरानी में रखा जाता है ताकि आवश्यकतानुसार तात्कालिक कदम उठाया जा सके। यदि कोई टीका सुरक्षित नहीं पाया जाता है तो इसे बाजार में नहीं भेजा जाता है।

मिथक 8 :

प्रसव के पश्चात भार को पूर्व अवस्था में लाने के लिए डायटिंग सबसे उत्तम उपाय है।

वास्तविकता :

प्रसव के पश्चात तेजी से भार में कमी होने से शिशु में साइड इफेक्ट्स हो सकते हैं क्योंकि वसा के टूटने से मुक्त हुए उत्पाद स्तन के द्वारा बाहर निकलते हैं। अतः भार में कमी क्रमिक तथा पोषक तत्वों के संयोजन, कम वसा युक्त आहार तथा सौम्य व्यायाम द्वारा होनी चाहिए। गर्भावस्था के दौरान बढ़ी हुई वसा को समाप्त करने के लिए स्तनपान कराना सबसे उत्तम उपाय है। एक स्तनपान कराने वाली माता अत्यधिक कैलोरी व्यय करती है और एक माह में उसका भार 0.5 किग्रा तक कम हो सकता है। दुग्ध उत्पादन हेतु आवश्यक ऊर्जा उचित प्रकार से भार कम करने का उचित साधन है। गर्भधारण से पूर्व की अवस्था प्राप्त करने में 10 माह से एक वर्ष तक का समय लग सकता है। यदि कोई माता अपने आहार में कटौती करना ही चाहती है तो उसे शिशु के छः माह का होने की प्रतीक्षा करनी चाहिए। प्रारम्भिक सप्ताहों में आहार में कमी करने से उसके निकलने वाली दूध की मात्रा कम हो जायेगी।

मिथक 9 :

सारिणी के अनुसार जब शिशु 1.5 माह का हो तो टीका प्रारम्भ कर देना चाहिए। परन्तु यदि शिशु को टीका लगाने के लिए देर से लाया गया हो तो उसे टीका लगाना प्रारम्भ नहीं करना चाहिए।

वास्तविकता :

यदि टीका लगाने के लिए देर से लाने पर भी उसे सभी टीके लगवाने चाहिए। वैसे टीकाकरण सारिणी के अनुसार टीका लगवाना सबसे उत्तम रहता है, परन्तु किसी भी कारण से शिशु का टीकाकरण नहीं रोकना चाहिए भले ही उसे टीका लगवाने में देर हो गयी हो। परन्तु प्रयास यह होना चाहिए कि 1 वर्ष की आयु से पूर्व टीकाकरण पूर्ण हो जाये।

मिथक 10 :

कभी-कभी एक माह के बाद शिशु को दूसरे और तीसरे टीकाकरण के लिए ले जाना सम्भव नहीं होता है। यदि ऐसा हो, तो क्या पूरे कोर्स को दुहराना पड़ेगा ?

वास्तविकता :

नहीं, इसमें थोड़ी देर होने से कोई अन्तर नहीं पड़ता है। सारिणी के अनुसार टीका लगवाना जारी रखें और यथाशीघ्र इसका कोर्स पूरा करें। बच्चा तभी पूर्ण रूप से सुरक्षित होगा जब उसे 1 बी.सी.जी. का, 3 डी.पी.टी. के, 3 ओ.पी.वी. के तथा 1 खसरे का टीका लग गया हो। अतः बच्चे को सही समय पर टीकाकरण के लिए ले जाना महत्त्वपूर्ण है और यह सुनिश्चित होना चाहिए कि सभी टीके लगाये जा चुके हैं।

मिथक 11 :

यदि बच्चे को ठण्ड लगी हो या डायरिया जैसी बीमारी हो तो उसे टीका नहीं लगवाना चाहिए।

वास्तविकता :

टीका न लगवाने के बहुत कम कारण हैं। सामान्यतः ठण्ड लगने अथवा डायरिया जैसी सामान्य बीमारियों में टीका लगवाने से कोई हानि नहीं होती है।

यद्यपि कुछ ऐसी स्थितियाँ हैं जिसके विषय में माता को बच्चे की दशा के विषय में स्वास्थ्यकर्मी को अवगत कराना चाहिए। इनमें से कुछ निम्नलिखित हैं:

- बच्चे को तेज बुखार हो।
- किसी अन्य टीके का प्रतिकूल प्रभाव पड़ा हो।
- अण्डे खाने के पश्चात अत्यधिक प्रतिकूल प्रभाव हुआ हो।
- पूर्व में दौरे पड़े हों (जिन बच्चों को पूर्व में दौरे पड़े हों उन्हें सही परामर्श द्वारा टीकाकृत किया जा सकता है)।
- कैंसर का उपचार हुआ हो अथवा किया जा रहा हो।
- प्रतिरक्षा तन्त्र को प्रभावित करने वाली बीमारी, जैसे एचआईवी अथवा एड्स हुई हो।
- प्रतिरक्षा तन्त्र को प्रभावित करने वाली दवा, जैसे इम्यूनोसप्रेसेन्ट (अंग प्रत्यारोपण अथवा घातक बीमारी के बाद दी जाने वाली) अथवा स्टेरॉयड की अधिक खुराक दी जा रही हो।

मिथक 12 :

मैंने किसी को कहते सुना है कि "बच्चे की लम्बाई बढ़ाने वाली दवा उपलब्ध है"।

वास्तविकता :

ऐसी कोई दवा नहीं है जिससे बच्चे की लम्बाई बढ़ाई जा सके। लम्बाई अनेक कारकों, जैसे आनुवंशिक, जीनी संरचना, गम्भीर बीमारी तथा बचपन में आयु सम्बन्धी न्यून वृद्धि पर निर्भर करती है।

लम्बाई बढ़ने की भविष्यवाणी जन्म से बाल्यावस्था तक 3% तक किसी भी पक्ष में की जा सकती है। आप अपने बच्चे की लम्बाई 2 वर्ष की आयु में नापें (दूसरे जन्मदिवस पर) तो इससे अनुमान लगाया जा सकता है कि यह लम्बाई भविष्य में वयस्क होने पर बच्चे की लम्बाई का आधा (48 से 52%) होगी।

यदि आयु के अनुरूप बच्चे का भार सामान्य है तो वयस्क होने पर वह प्रकृति द्वारा प्रदत्त अपेक्षित लम्बाई प्राप्त कर लेगा परन्तु कोई दवा ऐसा नहीं कर सकती है।

मिथक 13 :

बच्चों की भूख बढ़ाने के लिए कुछ टॉनिक हैं।

वास्तविकता :

बच्चों में आहार के प्रति अरुचि अथवा इनकार एक सामान्य बात है परन्तु भूख बढ़ाने में शायद ही कोई दवा या टॉनिक प्रभावकारी हो सकती हो। इस समस्या के निवारण हेतु स्वाद, व्यक्तिगत रुचि तथा भोजन के प्रति पूर्व अनुभव और बार-बार भोजन देने पर ध्यान देना चाहिए।

मिथक 14 :

मेरे चिकित्सक ने मुझे आयरन के टैबलेट निर्धारित किये हैं। मुझे भय है कि उन्हें खाने पर मैं मोटी हो जाऊँगी।

वास्तविकता :

नहीं, आयरन के टेबेलट खाने से आप मोटी नहीं होंगी। यह आपके रक्त में हीमोग्लोबिन का स्तर बढ़ा देगा और आयरन की कमी को भी दूर कर देगा। यह गर्भवती तथा स्तनपान कराने वाली माताओं के लिए आवश्यक है।

मिथक 15 :

'काजल' लगाने से आँखों की दृष्टि अच्छी होती है और आँखें बड़ी-बड़ी होती हैं।

वास्तविकता :

नहीं, 'काजल' लगाने से न तो आँखों की दृष्टि अच्छी होती है और न बड़ी होती हैं। बल्कि इससे 'लेड टॉक्सिटी' उत्पन्न होती है, यदि काजल अथवा सुरमे में लेड की मात्रा अधिक है और इसे गन्दी अंगुलियों से आँखों में लगाया जाये तो इससे आँखों में जलन का रोग हो सकता है।

इकाई 8

बच्चों की आवश्यकताएँ-शारीरि
भावनात्मक

जन्म लेने के बाद से ही बच्चों में स्वार्थ की भावना विकसित हो जाती है। शारीरिक रूप से पूर्ण समय से पैदा शिशु स्वतन्त्र रूप से कार्य करने में सक्षम होते हैं और अपनी आवश्यकताओं को संकेत द्वारा व्यक्त करते हैं। बच्चे अपनी भूख, प्यास, थकान, आरामरहित शारीरिक स्थिति, गीले कच्छे तथा अनुपयुक्त वातावरणीय तापमान के प्रति अपनी असुविधा को रोने के माध्यम से व्यक्त करते हैं। न केवल बच्चे की सुरक्षा के लिए बच्चों की शारीरिक आवश्यकताओं की पूर्ति महत्त्वपूर्ण है बल्कि इसके साथ-साथ उनके भावनात्मक विकास को भी ध्यान में रखना आवश्यक होता है।

उदाहरण के लिए, हाइपोग्लाइसेमिया, हाइपोथर्मिया तथा डीहाइड्रेशन से बचाव के लिए बच्चों की भूख और प्यास को सन्तुष्ट करना आवश्यक है। परन्तु इन आवश्यकताओं की पूर्ति तत्काल होनी आवश्यक है क्योंकि बच्चों की सुरक्षात्मक संवेदना तथा अपने वातावारण के प्रति विश्वास और उसकी आवश्यकताओं की पूर्ति करने वाले व्यक्ति के स्नेह को बनाये रखने के लिए आवश्यक है। इन आवश्यकताओं के सन्तुष्ट न होने की दशा में बच्चा अपने माता-पिता के प्रति अविश्वास, द्वेषभाव तथा असुरक्षा की भावना से ग्रस्त हो जाता है। इसके विपरीत, निरन्तर तथा सुचारु देखभाल से बच्चों में सकारात्मक भावनाएँ पनपती हैं।

शारीरिक आवश्यकताएँ

1. जब भी बच्चे को भूख लगी हो उसे आहार उपलब्ध करायें और गन्दे अथवा गीले होने पर उसकी कच्छी बदल दें।
   - आहार देते समय अपने बच्चे को पकड़े रहें और बातें करते रहें। आँखों में आँखें डालकर देखें, मुस्कराते रहें और मधुर आवाज में बोलें।
   - कुछ भी बदलते समय बच्चे से अपनी क्रिया के बारे में बात करें। छोटे-छोटे गीत अथवा नर्सरी की कविताएँ गुनगुनाएँ। आप उससे भावनात्मक स्तर पर जुड़ रही हैं और भाषा के लय को सुनने में मदद कर रही हैं।

ब बच्चा थक गया हो तो उसे सुला दें।

- सुलाते समय उससे मधुर आवाज में बोलें।
- उसे सोने के लिए सौम्य आवाज में गीत बजायें या लोरी सुनाएँ।

3. उसे दिन में विविधता प्रदान करें।
   - किसी ध्वनि होने के समय आसपास देखने के लिए उसकी स्थिति में परिवर्तन करें।
   - जब सम्भव हो उसे अपने साथ इधर-उधर ले जायें।
   - तीव्र क्रियाकलाप से शान्त क्रियाकलाप की ओर जायें, जैसे टहलने के लिए बच्चे को ले जायें।

भावनात्मक (मौलिक) आवश्यकताएँ

भावनात्मक सुरक्षा

किसी बच्चे के लिए उसके माता-पिता के प्यार के रूप में भावनात्मक सुरक्षा बच्चे के लिए अत्यन्त आवश्यक होती है। प्रतिकूलता के समय उसके माता-पिता तथा परिवार के सदस्य विश्वसनीय शरणदाता होते हैं।

मान्यता तथा प्रशंसा

वयस्कों की भाँति बच्चे भी प्रशंसा के भूखे होते हैं। वे अपने क्रियाकलाप की सराहना और मान्यता चाहते हैं। माता-पिता को बच्चों की गतिविधियों में रुचि प्रदर्शित करनी चाहिए। जब वे बच्चों के क्रियाकलाप में कोई टिप्पणी नहीं करते अथवा कमियाँ निकालते हैं तो बच्चा अप्रसन्न, अति संवेदनशील तथा संवादहीन हो जाता है।

स्वतन्त्रता

माता-पिता बच्चों को स्वतन्त्र रखें और उसे अपने रणक्षेत्र में स्वयं लड़ने का प्रोत्साहन दें। माता-पिता को अपने बच्चों की निर्णय-क्षमता को विकसित करने तथा उन निर्णयों को क्रियान्वित करने में सहायता करनी चाहिए।

अनुशासन

सुचारु जीवन बिना किसी शासन, आदेश अथवा सीमा के सम्भव नहीं है। अनुशासन तथा शासन देखभाल करने वाली, निरन्तर, विवेकपूर्ण उचित तथा न्यायपूर्ण होना चाहिए।

क्रीड़ात्मक गतिविधियाँ

खेल के माध्यम से ही बालक शारीरिक, भावनात्मक तथा सामाजिक विकास करता है। बालक खेल के माध्यम से अपनी भावनाएँ व्यक्त करता है। खेल के द्वारा ही बालक वृद्धि करता, सीखता, विकास करता और अन्त में परिपक्व होता है। खेल के माध्यम से वह अपनी पेशियों को दृढ़ बनाता है तथा अपनी क्रियाओं से समन्वय स्थापित करना सीखता है।

खेल द्वारा इन उद्देश्यों की पूर्ति के लिए उसे पर्याप्त स्थान, समय और खेल सामग्री की आवश्यकता होती है। पहले बच्चा अकेले खेलता है जो बाद में अपनी आयु-समूह के बच्चों के साथ खेलने में परिवर्तित हो जाता है। बाद में बच्चा अपनी छोटी मित्रमण्डली के साथ खेलना सीखता है और धीरे-धीरे अपने परिचय क्षेत्र का विस्तार कर लेता है।

सामाजिक और भावनात्मक विकास को प्रोत्साहित करने वाले क्रियाकलाप

शिशु (0-12 माह)

1. आहार का समय सीखने और प्यार करने के समय की भाँति बनाया जा सकता है। आहार प्रदान करते समय माता-पिता को अपने बच्चे से बातें करने और मुस्कराने को प्रोत्साहन देना चाहिए तथा उसे अपने अत्यन्त निकट अथवा छाती के पास लेना चाहिए।
2. उससे बात करते समय उसका नाम लेना चाहिए।
3. उसे शीशा दिखाना चाहिए ताकि वह स्वयं को देखकर अपनी पहचान विकसित कर सके।
4. अच्छा गीत गाते समय उसके पैरों को हिलाते रहना चाहिए (उदाहरण के लिए, ''हीयर वी गो राउण्ड द मलबरी बुश'' की धुन से मिलाने के लिए ''दिस इस द वे वी स्ट्रेच अवर लेग्स'')।
5. उसे सुनाने के लिए विभिन्न प्रकार के गीत बजायें, साथ-साथ 'गायें' और चलते-फिरते रहें।
6. दिन में कई बार उसे पढ़ने के लिए दें। सामान्य इलस्ट्रेशन वाली रंगीन पुस्तक प्रयोग करें।

ठुमकने वाले (टॉडलर, 1 वर्ष की आयु)

1. 1 वर्ष के बच्चे शब्दों को पकड़ना प्रारम्भ कर देते हैं। माता-पिता को चाहिए कि घर पर और बाहर वस्तुओं को नाम से पुकारें और शब्द का उच्चारण करते समय उसकी ओर देखें ताकि वह देख सके माता किस प्रकार उच्चारण कर रही है। वह अत्यन्त अनुकरणशील होता है और उसे शब्दों के प्रयोग हेतु प्रोत्साहित करना चाहिए।

2. माता-पिता उसके साथ प्रतिदिन पढ़ सकते हैं। वे कुछ पूर्वकथनीय पुस्तकों से पढ़ना प्रारम्भ कर सकते हैं ताकि वह उन्हें स्वयं पढ़ सके। पूर्वकथनीय पुस्तकों के उत्तम उदाहरण हैं : गुडनाइट मून, द रनवे बन्नी तथा टैडी बीयर अथवा परिवार और दादा-दादी से सम्बन्धित पुस्तकें।
3. ''लुका-छिपी'' का खेल खेलें।
4. उसके पास बैठकर खिलौनों को व्यवस्थित करने और ढेर लगाने के लिए दें।
5. उसे ऐसे खेल खेलने दें जिससे वह समन्वयन कौशल को तीव्र कर सके। उसकी क्षमताओं पर ध्यान देने के लिए माता के लिए यह सुनहरा अवसर होता है।
6. चेहरे बनाने तथा शरीर के अंगों के नाम बताने के लिए शीशे का प्रयोग करें।
7. उसके साथ चोर-पुलिस जैसे खेल खेलें। इस समय माता उसकी पेशियों को दृढ़ करती है और उसके साथ हँसती है।
8. माता-पिता को टहलने जाते समय बच्चे को साथ ले जाना चाहिए और आस-पड़ोस के बारे में बातें करनी चाहिए।
9. दो या तीन वस्त्रों में किसी एक वस्त्र के चुनाव हेतु बच्चे को प्रोत्साहित करना चाहिए।
10. माता-पिता उसके खिलौनों, पुस्तकों तथा खाने-पीने की वस्तुओं में साझीदार बन सकते हैं। उन्हें साझा करने के लिए माता-पिता बच्चे के हाथ को पकड़ सकते हैं।

2 वर्ष की आयु

1. बच्चों को अपने परिवार के विषय में बात करने के लिए प्रोत्साहित करना चाहिए। बच्चों के प्रश्नों का उत्तर देने का प्रयास करना चाहिए।
2. एक परिवार की भाँति एक साथ कार्य करना चाहिए। पारिवारिक जीवन उत्साहजनक तथा पोषक बनाना चाहिए।
3. 'चयनात्मक' खेल खेलना चाहिए जिसमें बच्चा अनेक चित्रों में से एक चित्र चुनता है और उसके विषय से सम्बन्धित माता को कहानी सुनाता है।
4. ब्रश करते समय अथवा पुस्तक चुनते समय बच्चे की ओर देखें।
5. बाहर किसी पार्क में ले जाना चाहिए ताकि वह बच्चों को खेलता हुआ देखे और जब वह तैयार हो तो अन्तर्क्रिया कर सके।

इकाई 8

बच्चों की आवश्यकताएँ–शारीरिक तथा भावनात्मक

जन्म लेने के बाद से ही बच्चों में स्वार्थ की भावना विकसित हो जाती है। शारीरिक रूप से पूर्ण समय से पैदा शिशु स्वतन्त्र रूप से कार्य करने में सक्षम होते हैं और अपनी आवश्यकताओं को संकेत द्वारा व्यक्त करते हैं। बच्चे अपनी भूख, प्यास, थकान, आरामरहित शारीरिक स्थिति, गीले कच्छे तथा अनुपयुक्त वातावरणीय तापमान के प्रति अपनी असुविधा को रोने के माध्यम से व्यक्त करते हैं। न केवल बच्चे की सुरक्षा के लिए बच्चों की शारीरिक आवश्यकताओं की पूर्ति महत्त्वपूर्ण है बल्कि इसके साथ–साथ उनके भावनात्मक विकास को भी ध्यान में रखना आवश्यक होता है।

उदाहरण के लिए, हाइपोग्लाइसेमिया, हाइपोथर्मिया तथा डीहाइड्रेशन से बचाव के लिए बच्चों की भूख और प्यास को सन्तुष्ट करना आवश्यक है। परन्तु इन आवश्यकताओं की पूर्ति तत्काल होनी आवश्यक है क्योंकि बच्चों की सुरक्षात्मक संवेदना तथा अपने वातावारण के प्रति विश्वास और उसकी आवश्यकताओं की पूर्ति करने वाले व्यक्ति के स्नेह को बनाये रखने के लिए आवश्यक है। इन आवश्यकताओं के सन्तुष्ट न होने की दशा में बच्चा अपने माता–पिता के प्रति अविश्वास, द्वेषभाव तथा असुरक्षा की भावना से ग्रस्त हो जाता है। इसके विपरीत, निरन्तर तथा सुचारु देखभाल से बच्चों में सकारात्मक भावनाएँ पनपती हैं।

शारीरिक आवश्यकताएँ

1. जब भी बच्चे को भूख लगी हो उसे आहार उपलब्ध करायें और गन्दे अथवा गीले होने पर उसकी कच्छी बदल दें।

    - आहार देते समय अपने बच्चे को पकड़े रहें और बातें करते रहें। आँखों में आँखें डालकर देखें, मुस्कराते रहें और मधुर आवाज में बोलें।

    - कुछ भी बदलते समय बच्चे से अपनी क्रिया के बारे में बात करें। छोटे–छोटे गीत अथवा नर्सरी की कविताएँ गुनगुनाएँ। आप उससे भावनात्मक स्तर पर जुड़ रही हैं और भाषा के लय को सुनने में मदद कर रही हैं।

2. जब बच्चा थक गया हो तो उसे सुला दें।
   - सुलाते समय उससे मधुर आवाज में बोलें।
   - उसे सोने के लिए सौम्य आवाज में गीत बजायें या लोरी सुनाएँ।
3. उसे दिन में विविधता प्रदान करें।
   - किसी ध्वनि होने के समय आसपास देखने के लिए उसकी स्थिति में परिवर्तन करें।
   - जब सम्भव हो उसे अपने साथ इधर-उधर ले जायें।
   - तीव्र क्रियाकलाप से शान्त क्रियाकलाप की ओर जायें, जैसे टहलने के लिए बच्चे को ले जायें।

भावनात्मक (मौलिक) आवश्यकताएँ

भावनात्मक सुरक्षा

किसी बच्चे के लिए उसके माता-पिता के प्यार के रूप में भावनात्मक सुरक्षा बच्चे के लिए अत्यन्त आवश्यक होती है। प्रतिकूलता के समय उसके माता-पिता तथा परिवार के सदस्य विश्वसनीय शरणदाता होते हैं।

मान्यता तथा प्रशंसा

वयस्कों की भाँति बच्चे भी प्रशंसा के भूखे होते हैं। वे अपने क्रियाकलाप की सराहना और मान्यता चाहते हैं। माता-पिता को बच्चों की गतिविधियों में रुचि प्रदर्शित करनी चाहिए। जब वे बच्चों के क्रियाकलाप में कोई टिप्पणी नहीं करते अथवा कमियाँ निकालते हैं तो बच्चा अप्रसन्न, अति संवेदनशील तथा संवादहीन हो जाता है।

स्वतन्त्रता

माता-पिता बच्चों को स्वतन्त्र रखें और उसे अपने रणक्षेत्र में स्वयं लड़ने का प्रोत्साहन दें। माता-पिता को अपने बच्चों की निर्णय-क्षमता को विकसित करने तथा उन निर्णयों को क्रियान्वित करने गें सहायता करनी चाहिए।

अनुशासन

सुचारु जीवन बिना किसी शासन, आदेश अथवा सीमा के सम्भव नहीं है। अनुशासन तथा शासन देखभाल करने वाली, निरन्तर, विवेकपूर्ण, उचित तथा न्यायपूर्ण होना चाहिए।

6. बच्चे द्वारा अपनी कुण्ठा को समाप्त करने के लिए या जब वह दुखी हो तो उसे खेलने की लोई अथवा वाटर प्ले जैसी सामग्री उपलब्ध करायें।
7. चित्रों वाली साधारण पुस्तक को बार-बार पढ़कर दुहरायें। शीघ्र ही वह अपनी माता को ऐसी पुस्तक पढ़कर सुनाना प्रारम्भ कर देगा।
8. उसके साथ झूठे खेल खेलें। इस आयु के बालक गुड़ियों तथा 'घर' के खेल खेलना अधिक पसन्द करते हैं। इसमें वह अपनी भूमिका बदल सकता है। माता यह ध्यान दे कि बालक पिता की भूमिका मिलने पर वह किस प्रकार निभाता है।

3 वर्ष की आयु

1. जितना सम्भव हो सके उसके साथ-साथ खाना खायें। ऐसा महत्त्वपूर्ण इसलिए है क्योंकि वार्तालाप सम्बन्धी, सामाजिक तथा ज्ञान सम्बन्धी कौशल इसी महत्त्वपूर्ण स्थान अथवा डाइनिंग टेबल पर ही विकसित होते हैं।
2. बीच-बीच में उसके विचार भी जानें और उनका सम्मान करें।
3. किसी कार्य में असफल होने पर बच्चे को पुनः प्रयास के लिए प्रोत्साहित करें। उसे बतायें कि माता भी गलतियाँ करती हैं।
4. बच्चों को कोई सामान्य कार्य सौंपें जैसे अपने खिलौनों को उठाना तथा भोजन के पश्चात अपने बर्तन को वाश बेसिन तक ले जाना। जब माता सफाई कर रही हो तो उसे भी सफाई करने दें। इससे उसे परिवार के कार्यों में योगदान देने का ज्ञान होता है।
5. विभिन्न चीजों से सम्बन्धित चित्र एकत्र करें। बच्चे से पूछें कि उसे कौन-सा चित्र सबसे अधिक पसन्द है और क्यों (उदाहरण के लिए : बिल्ली, कुत्ते अथवा चिड़िया का चित्र)।
6. बच्चे को अन्य बच्चों के साथ खेलने के अवसर दें।
7. बच्चे के साथ भोजन पकाएँ। इसे थोड़ा सरल बनायें और बच्चे को नापतौल करने तथा हिलाने (कलछी आदि) के लिए दें। बच्चे के लिए बच्चों के अनुकूल केवल उसी के लिए छोटे आकार का लकड़ी का चम्मच तैयार रखें।
8. बच्चे को किराने की दुकान पर ले जायें। उसे बतायें कि भोजन कहाँ से आता है। जब माता वापस घर आये तो उसे सामान छाँटने, नाम लेने तथा सामान को रखने में माता की मदद करने दें।
9. बच्चे की भाँति उसी के विषय में कहानियाँ सुनाएँ। साथ ही दिन के अन्त में उससे दिन में किये गये क्रियाकलापों के बारे में बात करें। उससे उसकी स्मरण शक्ति बढ़ती है और दिन में किसी अनुत्तरित प्रश्न को पुनः पूछने का अवसर मिलता है।

10. पहनने के लिए बच्चे को अपना वस्त्र स्वयं चुनने दें। उससे पूछें कि उसने वही वस्त्र पहनने के लिए क्यों चुना है।

4 वर्ष की आयु

1. प्रत्येक दिन बच्चे के सामने पढ़ें और उसे पुस्तकें पढ़ने का छद्म अभ्यास करने दें।
2. परिवार के प्रत्येक सदस्य का चित्र बनाने दें तथा उससे उनके विषय में पूछें।
3. प्रतिदिन बच्चे के साथ कुछ समय अकेले व्यतीत करें। कुछ ऐसा करें जिससे दोनों को आनन्द आये। उसके लिए प्रेम प्रदर्शन करें।
4. प्रीस्कूल में उसके दैनिक क्रियाकलापों पर उसके साथ चर्चा करें।
5. बच्चे को कुछ काम करने के लिए दें। वह अपने कक्ष का चयन करने के लिए पर्याप्त आयु का होता है।
6. बच्चे के साथ भोजन पकायें। खाना पकाने में भाग लेने में वह अधिक रुचि दिखाएगा और खायेगा और उसके सहयोग की प्रशंसा करें।
7. प्ले बोर्ड खेल जिसमें बारी–बारी से खेला जाता है, साथ खेलें और उसकी बारी आने की प्रतीक्षा करने के लिए उसकी प्रशंसा करें।